Meine Laborwerte

Matthias Bastigkeit

unter Mitarbeit von Prof. Dr. Peter B. Luppa

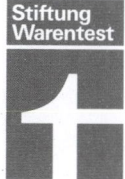

Inhaltsverzeichnis

Liebe Leserin,
lieber Leser,

mein Ziel ist es, Sie verständlich über Laborwerte zu informieren, dafür werden die Laborwerte und deren Bedeutung für die Erkrankung ausführlich beschrieben. Im lexikalischen Teil sind die Laborwerte alphabetisch geordnet. Daneben gibt es Laborparameter, die eine besondere Aussagekraft haben, nennen wir sie den „Mehr-Wert". Beispielsweise der Blutzucker oder die Harnsäure. Dahinter können sich so wichtige Volkskrankheiten wie Diabetes oder Gicht verbergen. Diese Werte werden ausführlicher und mit „Blick über den Tellerrand" dargestellt. Hier erhalten Sie auch wertvolle Tipps, was Sie bei der jeweiligen Erkrankung tun können. Dieses Buch setzt sich zudem kritisch mit dem Sinn von bestimmten Untersuchungen (Haaranalyse, Azidosediagnostik im Urin) auseinander und bewertet Therapieempfehlungen bei Mangelzuständen.

Eines möchte ich Ihnen noch mit auf den Weg geben: Lassen Sie sich von den Ergebnissen der Laboruntersuchungen nicht „verrückt" machen. Der Mensch ist mehr als die Sammlung von Organen, und eine Erkrankung ist mehr als die Sammlung von Laborwerten. Laborparameter sind wichtige Puzzlestücke bei der Diagnose. Für die Prognose einer Erkrankung sind aber noch viele andere Aspekte von Bedeutung.

Matthias Bastigkeit

Werte und Normen

Laborwerte und andere Messgrößen

Wenn ein Labortest ein positives Ergebnis liefert, bedeutet es: das, wonach gesucht wurde, wurde wirklich gefunden. Ein solches positives Ergebnis kann für den Patienten also durchaus eine leider negative Nachricht bedeuten.

Die Einheiten

Jeder gemessene Wert wird Ihnen mit einer passenden Einheit angegeben. In der Medizin galten über die Jahrhunderte ihrer Geschichte sehr unterschiedliche Normsysteme, die sich an verschiedenen historisch gewachsenen Messsystemen orientierten. Das Système international d'unité (kurz SI) regelt seit 1960 die Verwendung von Einheiten in den Naturwissenschaften, wobei das Regelwerk in Abständen überarbeitet wird. Diese Einheiten müssen sich auf die Grundeinheiten und deren dezimale Teiler bzw. Vielfache beziehen. Die Umsetzung wurde jedoch in der Medizin bis heute aus verschiedenen Gründen nicht durchgängig vollzogen.

Die international gebräuchlichen SI-Einheiten bestehen aus sieben Basiseinheiten: Meter, Sekunde, Kilogramm, Mol, Ampere, Kelvin und Candela sowie davon abgeleiteten Untereinheiten. Die Verwendung der SI-Einheiten ist in Deutschland gesetzlich vorgeschrieben. In bestimmten Gebieten sind jedoch aus praktischen oder historischen Gründen auch andere Einheiten zugelassen, beispielsweise wird der Blutdruck weiterhin in Millimeter Quecksilbersäule (mmHg) angegeben.

Normal- und Referenzwerte

Den Normalwert gibt es nicht, sondern einen Schwankungsbereich, innerhalb dessen Werte als unauffällig gelten. Dieser Bereich heißt Referenz- oder Normalbereich. Aber auch ein solcher Bereich ist nicht unumstößlich. Bei gemessenen Werten sind verschiedene Faktoren zu berücksichtigen. So verschieben Alter, Geschlecht, Regionen, Rassen oder unterschiedliche Messmethoden den Bereich, der als „normal" gilt.

Einheiten – Erklärung

- ▶ g/dl – (Gramm pro Deziliter): 1 Gramm pro 100 ml
- ▶ mg/dl – (Milligramm pro Deziliter): 1 Tausendstel Gramm pro 100 ml
- ▶ µg/dl – (Mikrogramm pro Deziliter): 1 Millionstel Gramm pro 100 ml
- ▶ ng/ml – (Nanogramm pro Milliliter): 1 Milliardstel Gramm pro ml

- ▶ mval/l – (Milligrammäquivalent pro Liter): 1 Tausendstel der Stoffmenge, die einem Referenzatom (Wasserstoff) gleichgesetzt ist

Was vor der Analyse passiert

Bevor etwas im Labor untersucht wird, steht die Präanalytik an. Darunter versteht man alle Arbeitsschritte der klinisch-chemischen Bestimmung, die vor der eigentlichen Laboranalyse liegen. Fehler bei diesen Arbeitsschritten führen zu einer Abweichung, die erheblich größer ist als die fehlende Genauigkeit der nachfolgenden Labormethoden. Auf diese Arbeitsschritte haben Sie ebensowenig Einfluss wie auf die Laboruntersuchung, aber vielleicht wird Ihnen einiges vom „Papierkram" in der Praxis so erklärbarer.

Zur Präanalytik zählen unter anderem:

1 Wo wurde das Blut entnommen? Entnahmeort (venöses oder arterielles Blut)

2 Wie lange wurde der Blutfluss gestaut?

3 In welcher Lage wurde das Blut entnommen? (liegend oder stehend)

4 Welche körperliche Aktivität gab es vor der Blutentnahme?

5 War die Person bei der Blutentnahme nüchtern? Was hat sie eventuell zu sich genommen?

6 Welche Medikamente werden regelmäßig oder momentan eingenommen?

7 Welches Probenmaterial wurde verwendet?

8 Welche Lagerung und Aufbereitung der Probe erfolgte vor der Untersuchung?

9 Wie wurde die Probe transportiert?

10 Ist die Probe lesbar und sicher beschriftet?

Vorsilben bei Einheiten

Yotta	Y	10^{24}	Dezi	d	10^{-1}
Zetta	Z	10^{21}	Zenti	c	10^{-2}
Exa	E	10^{18}	Milli	m	10^{-3}
Peta	P	10^{15}	Mikro	µ	10^{-6}
Tera	T	10^{12}	Nano	n	10^{-9}
Giga	G	10^{9}	Piko	p	10^{-12}
Mega	M	10^{6}	Femto	f	10^{-15}
Kilo	k	10^{3}	Atto	a	10^{-18}
Hekto	h	10^{2}	Zepto	z	10^{-21}
Deka	da	10^{1}	Yokto	y	10^{-24}

Laborwerte aus der Apotheke

Viele Apotheken bieten seit Langem auch Blutuntersuchungen an. Damit die Qualität dieser Werte hoch ist und bleibt, empfiehlt die Bundesapothekerkammer (BAK) den einzelnen Apotheken, neben geeigneten, regelmäßigen Maßnahmen zur eigenen internen Qualitätskontrolle, einmal jährlich an einem Ringversuch teilzunehmen, bei dem Externe diese Dienstleistung testen. Eine Unter-

Was misst man warum?

Parameter	Anwendung/ Risiko
Glukose (Heimtest)	Diabetes mellitus
HbA1c	Diabetes mellitus
INR/Quick	Antikoagulans-Therapie
Lipidwerte: HDL-, LDL-Cholesterol, Triglyzeride	Gefäßerkrankungen
C-reaktives Protein (CRP)	Infektionen, Entzündungen
Kreatinin	Nephropathie
Hämoglobin	Anämie
Harnsäure	Gicht
Leberenzyme (γ-GT, ALT, AST)	Hepatitis
Urin (Heimtest)	
Mikroalbumin	Nephropathie
HCG	Schwangerschaft
Stuhl (Heimtest)	
okkultes Blut	Darmpolypen
PSA	Prostata

suchung der Stiftung Warentest in Berliner Apotheken ergab vor einigen Jahren, dass die Messgenauigkeit häufig fehlerhaft ist. Die anschließende Beratung erwies sich oft als dürftig und manchmal sogar verkaufsorientiert. Fragen Sie in der Apotheke, welcher Mitarbeiter sich auf die Interpretation von Laborwerten spezialisiert hat.

Wozu dienen die Werte?

Vielleicht fragen Sie sich manchmal, wozu das ganze Messen gut ist? Die moderne Labormedizin ist inzwischen eine wichtige Säule in der ärztlichen Diagnostik geworden. Meist sendet Ihr Arzt als Untersuchungsmaterial Körperflüssigkeiten wie Blut oder Urin oder auch Kot an ein medizinisches Labor. Nach seinen Wünschen werden dort die Laborparameter erhoben und in einem Laborbericht festgehalten. Dies nutzt er, um später entweder eine Erkrankung festzustellen, auszuschließen oder aber ihren Verlauf zu kontrollieren.

Wenn Ihr Arzt Sie „nüchtern" in die Sprechstunde bestellt, dürfen Sie 8–12 Stunden vor der Blutabnahme weder essen, noch trinken. Lediglich Wasser ist erlaubt.

Blutdruck (RR)

Der Blutdruck ist sicherlich kein „Laborwert" im klassischen Sinne, aber er ist von großer Bedeutung in der Diagnostik und wird in Arztpraxen, Apotheken und zu Hause häufig überprüft. Bei der Messung des Wertes können allerdings recht viele Fehler passieren.

Warum dieser Druck?

In allen Blutgefäßen muss ein gewisser Druck vorhanden sein, damit das Blut durch die Gefäße fließen kann. Dieser „Blutdruck" wird unterteilt in „Diastole" und „Systole". Wenn das Herz sich mit Blut füllt, spricht man von der Diastole, wenn es sich zusammenzieht und das Blut in den Körperkreislauf pumpt, von Systole. Da das Herz kräftiger pumpen als sich füllen kann, ist der Druck in der Systole größer.

▶ Systolischer Blutdruck (gesunder Erwachsener)   110–130 mmHg

▶ Diastolischer Blutdruck (gesunder Erwachsener)   70 bis 85 mmHg

Ist der Blutdruck dauerhaft zu hoch, spricht man von Hypertonie. Die Einheit für den Blutdruck ist Millimeter Quecksilbersäule, während der Druck im Autoreifen oder der Luftdruck in Einheiten wie Bar oder Pascal angegeben. Früher hat man den Blutdruck mithilfe einer langen Quecksilbersäule gemessen. Der Druck pumpte das flüssige Metall mit dem chemischen Symbol Hg nach oben und der Arzt konnte den Wert in Millimetern ablesen. Deshalb ist in Deutschland auch heute noch die Maßeinheit für den Blutdruck mmHg, Millimeter Quecksilbersäule.

Wie hoch?

Früher galt die Faustregel „Lebensalter + 100 = systolischer Blutdruck". Diese Regel war zwar einfach, aber falsch. Heute unterteilt man nicht nur in Normal- und Hypertoniebereich. Die Grenzwerthypertonie und zusätzliche Schweregrade ergänzen die Einteilung und ermöglichen eine bessere Beschreibung und eine angepasstere Therapie. Die Höhe des Blutdrucks schwankt im Laufe des Tages. Nach dem morgendlichen Anstieg gibt es über Mittag einen Abfall und dann bis Abend wieder eine Erhöhung. In der Nacht folgt wieder ein Abfall. Auch körperliche und psychische Faktoren nehmen Einfluss auf den Blutdruck. Der höhere systolische Blutdruck ist stressabhängiger als der untere. Selbst die Aufregung bei der Messung in der Arztpraxis kann den Blutdruck steigen lassen (Weißkitteleffekt).

Messfehler

Es gibt drei Arten von Messgeräten, solche mit einem Stethoskop, bei dem der Messende die „klopfenden" Geräusche der Pulswelle hört. Automatische Geräte mit Stethoskop und Geräte, die mit der oszillometrischen Methode arbeiten. Je nach Bauart wird die Manschette des Gerätes um den Oberarm oder um das Handgelenk gelegt.

Messung mithilfe eines Stethoskops

Die indirekte Blutdruckmessung mit einer aufblasbaren Oberarmmanschette und einem Manometer hat der italienische Arzt Scipione Riva-Rocci (1863–1937) erfunden. Daher auch die Abkürzung „RR" für Blutdruck. Durch Aufpumpen der Manschette wird die Armarterie zusammengedrückt. Man lässt die Luft so lange langsam ab, bis wieder ein Puls am Handgelenk tastbar ist. Jetzt

Blutdruckwerte		
Einteilung	systolisch	diastolisch
Normalbereich		
optimal	<120	<80
normal	<130	<85
hoch-normal	130–139	85–89
Bluthochdruckbereich		
Grad 1 (leicht)	140–159	90–99
Grad 2 (mäßig)	160–179	100–109
Grad 3 (schwer)	>180	>110

überwindet der arterielle Druck den Manschettendruck. Dieser Luftdruck in der Manschette entspricht dem systolischen Blutdruck. Später kombinierte man die Methode mit dem Abhören der Arterie mithilfe eines Stethoskops auf der Ellenbeuge. Dabei sind Strömungsgeräusche zu hören. Diese werden als Korotkoff-Töne (nach Nikolai S. Korotkoff, 1874–1920) bezeichnet. Beim Ablassen des Manschettendrucks entspricht der Druck beim ersten Entstehen des Strömungsgeräuschs dem systolischen Blutdruck, der Druck beim vollständigen Verschwinden des Geräuschs dem diastolischen Blutdruck.

DIE RICHTIGE GRÖSSE

INFO Damit Sie den Blutdruck korrekt messen können, muss das Gerät nicht nur funktionstüchtig sein, sondern auch zu Ihrem individuellen Oberarmumfang passen. Denn das Verhältnis von Armumfang und Manschettengröße beeinflusst die Messgenauigkeit

- ► <24 cm Oberarmumfang: 10 cm Breite
- ► 24–32 cm: 12–13 cm
- ► 33–41 cm: 15 cm
- ► >41 cm: 18 cm

Tipps für richtiges Blutdruckmessen:

1 Achten Sie darauf, dass die Blutdruckmanschette korrekt angelegt ist, je nach Gerät am Oberarm oder am Handgelenk. Eine falsch angelegte Blutdruckmanschette führt zu Fehlmessungen.

2 Messen Sie immer am unbekleideten Arm, Kleidungsstücke können die Messung stören.

3 Bei einem Oberarmmessgerät muss die Blutdruckmanschette so positioniert sein, dass sich der Messpunkt in Herzhöhe befindet.

4 Legen Sie bei der Blutdruckmessung mit einem Unterarmmessgerät die Hand mit der Manschette nicht auf den Tisch, sondern halten Sie den Unterarm bei der Messung in Herzhöhe. Eine Blutdruckmessung, die nur 10 cm von der Messung in Herzhöhe abweicht, führt zu einer Fehlmessung.

Oszillometrische Messung

Bei dieser Methode werden statt akustischer Signale beim allmählichen Ablassen des Manschettendrucks Oszillationen des Manschettendrucks erfasst. Diese Messgeräte sind nicht

Einflussgröße bei der Blutdruckmessung	Einfluss auf systolischen Wert in mmHg	Einfluss auf den diastolischen Wert in mmHg
technisch		
Manschette zu schmal	– 8 mmHg	+ 8 mmHg
Messung liegend versus sitzend	0–3 mmHg im Liegen	– 2–5 mmHg im Liegen
Armhaltung	+/– 8 mmHg (pro 10 cm über oder unter Herzhöhe)	+/– 8 mmHg (pro 10 cm über oder unter Herzhöhe)
personenbezogen		
Erwartungshaltung des Messenden	Rundung auf die nächsten 5–10 mmHg	Rundung auf die nächsten 5–10 mmHg
Unterhaltung bei der Messung	17 mmHg	13 mmHg
veränderte Temperatur durch Frieren	11 mmHg	8 mmHg
Rauchen	+ 10 mmHg (für 30 min. und länger nach dem Konsum)	+ 8 mmHg (für 30 min. und länger nach dem Konsum
Kaffeekonsum	+ 10 mmHg (für zwei Stunden und weniger)	+ 7 mmHg (für zwei Stunden und weniger)
Alkoholkonsum	+ 8 mmHg (bis zu 3 Stunden nach Aufnahme)	+ 7 mmHg (bis zu 3 Stunden nach Aufnahme
Dehnung von Harnblase oder Darm	27 mmHg	22 mmHg
körperliche Aktivität	– 5–11 mmHG (für eine Stunde oder länger)	– 4–8 mmHG (für eine Stunde oder länger)

(mod. nach: Evidenzbasierte Leitlinie zur Diagnostik und Therapie entwickelt durch das medizinische Wissensnetzwerk "evidence.de" der Universität Witten/Herdecke; www.evidence.de)

für alle Patienten geeignet. Bei Herzrhythmusstörungen kann es beispielsweise zu fehlerhaften Werten kommen.

Bei der Wahl eines Messgerätes für zu Hause sollten Sie sich vorher gut beraten lassen. Die Deutsche Hochdruckliga (DHL) versieht Geräte mit einem Prüfsiegel. Dem gehen aufwendige Tests nach einer europäischen Norm mit standardisierten Voraussetzungen voraus. Die Messwertabweichungen vom Referenzverfahren dürfen enge Grenzen nicht überschreiten. Die Geräte mit Prüfsiegel sind auf der Internetseite der DHL veröffentlicht (www.hochdruckliga.de). Empfehlenswert sind gerade für ältere Menschen Geräte mit gut ablesbaren Displays, gegebenenfalls ergänzt durch Farbskalierungen (rot, gelb, grün) für gute oder schlechte Druckwerte.

Ergebnisse aus Prüfungen von Blutdruckmessgeräten finden Sie auch unter www.test.de.

Blutdruckamplitude

In den vergangenen Jahren wurde erkannt, dass ein erhöhter systolischer Blutdruck gerade bei älteren Hypertonikern ein eigenständiger Risikofaktor für Herz-Kreislauf-Erkrankungen ist.

Die Betrachtung der Blutdruckamplitude, auch als Pulse Pressure oder auch Pulsdruck bezeichnet, würde eine Risikoabschätzung bei Bluthochdruck-Patienten genauer machen. Der Pulsdruck erlaubt eindeutigere Hinweise auf das Risiko für einen Patienten, eine Herz-Kreislauf-Erkrankung zu erleiden und gegebenenfalls daran zu sterben, als eine isolierte Betrachtung des diastolischen oder des systolischen Blutdrucks.

Rein rechnerisch ist der sogenannt Pulsdruck die Differenz zwischen dem systolischen und dem diastolischen Blutdruck. Er sollte 50–60 mm Hg nicht überschreiten. Somit ist ein vermeidlich harmloser Blutdruck von 140/70 mmHg absolut behandlungsbedürftig.

Ein Anstieg des Pulsdrucks um 10 mmHg kann das Risiko für das Auftreten von Herz-Kreislauf-Komplikationen um 13 von 100 Vorfällen erhöhen. Für Todesfälle infolge von Herz- und Gefäßkomplikationen um 22 je 100 Vorfälle.

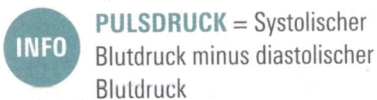

INFO **PULSDRUCK** = Systolischer Blutdruck minus diastolischer Blutdruck

▶ Hoher Pulsdruck	über 65 mmHg
▶ Erhöhter Pulsdruck	55 bis 65 mmHg
▶ Normaler Pulsdruck	unter 50 mmHg

Der systolische Blutdruckwert drückt aus, wie hoch die Druckwelle ist, die beim Pumpen des Bluts aus dem Herz in den Körperkreislauf auf die Aorta und die großen Arterien lastet. Der Pulsdruck hingegen charakterisiert den Wechsel zwischen Systole und Diastole. Er wird durch die Elastizität der Blutgefäße bestimmt.

Was zeigt der Pulsdruck?

Je elastischer ein Gefäß, umso besser kann es diesen Wechsel bewältigen und umso kleiner der Pulsdruck.

Ein hoher Pulsdruck deutet somit auf ein verhärtetes und unelastisches Gefäßsystem mit einer nur geringen Compliance (Dehnbarkeit) hin. Das ist ein gesundheitliches Risiko, denn unter unflexiblen Gefäßen leidet das Herz-Kreislauf-System, die Herzarbeit nimmt zu, der Sauerstoffverbrauch des Herzens steigt und die Durchblutung der Herzgefäße reduziert sich. Somit ist der Pulsdruck ein wichtiges diagnostisches und vor allem ein Kriterium für die Voraussage der Krankheitsentwicklung.

Steigt der Pulsdruck zum Beispiel von 60 auf 70, so bedeutet das ein drei- bis vierfach erhöhtes Herzinfarkt- und Todesrisiko innerhalb der kommenden zehn Jahre. Werte von 170/110 mmHg sind im hohen Alter also besser als 170/90 mmHg.

Bluthochdruck (Hypertonie) ist eine weitverbreitete, schleichende Krankheit. Sie wird als „silent killer", als leiser Mörder bezeichnet, weil viele Betroffene gar nicht wissen, dass sie erkrankt sind. Es tut nicht weh, an Bluthochdruck zu leiden. Sieben von zehn Patienten mit krankhaft erhöhtem Blutdruck werden unzureichend oder gar nicht behandelt.

Etwa 15 von 100 Erwachsenen haben bei Gelegenheitsmessungen leicht erhöhte Blutdruckwerte im Bereich Schweregrad I. Bei etwa der Hälfte dieser Personen (also 7–8 von 100) normalisiert sich der Blutdruck während weiterer Beobachtungen. Bei 2 oder drei dieser Menschen entwickelt sich allerdings innerhalb von drei bis fünf Jahren ein mittelschwerer oder schwerer Bluthochdruck.

Tipps bei zu hohem Blutdruck

1 Versuchen Sie ggf. Ihr Gewicht zu normalisieren.

2 Beschränken Sie den Kochsalzkonsum auf weniger als 6 g/Tag.

3 Beschränken Sie den Alkoholkonsum auf weniger als 30 g/Tag. Das entspricht etwa 250 ml Wein oder 600 ml Bier.

4 Seien Sie regelmäßig körperlich aktiv.

5 Bauen Sie Stress frühzeitig ab.

6 Achten Sie auf Ihre Medikamente. Mittel gegen Rheuma und andere Schmerzen, Glukokortikoide („Kortison") oder die „Antibabypille" können den Blutdruck steigern. Sprechen Sie mit Ihrem Arzt, ob eine Anpassung der Behandlung hier sinnvoll und notwendig ist.

Kochsalz hat einen Einfluss auf den Blutdruck. Zwar ist dieser geringer als früher angenommen, aber eine Reduzierung der Salzzufuhr kann nicht schaden.

Auch einige Nahrungsmittel können den Blutdruck steigern. Bekannt ist dies unter anderem für **Lakritz**. In der schwarzen Süßigkeit ist eine Substanz, Glycyrrhizin, enthalten, die Natrium und Wasser im Körper zurückhält und damit den Blutdruck erhöht. Das Bundesinstitut für Risikobewertung in Berlin warnt daher vor Produkten, die mehr als 0,2 Prozent Glycyrrhizin enthalten.

Die EU hat eine Richtlinie erlassen, nach der seit Mai 2006 auf der Verpackung von Lakritzerzeugnissen ihr Glycyrrhizinsäuregehalt und der von Ammoniumsalz angegeben werden muss. Der Warnhinweis lautet „Enthält Lakritz – bei hohem Blutdruck sollte ein übermäßiger Verzehr dieses Erzeugnisses vermieden werden".

BMI
(Body-Mass-Index)

Der Body-Mass-Index (BMI) erlaubt eine grobe Einschätzung, ob ein Unter-, Normal- oder Übergewicht vorliegt.

 BMI-FORMEL:
Körpergewicht (in kg)
geteilt durch
Größe (in m) zum Quadrat.

Das Körpergewicht spiel bei vielen Erkrankungen eine Rolle. Meist geht es allerdings nicht um das reine Gewicht, sondern um das Verhältnis von Muskel- und Fettgewebe oder um die Fettverteilung im Körper.

Der BMI ist daher ein umstrittener Wert, denn wer viel Muskelmasse besitzt, kann trotz eines hohen BMIs normalgewichtig sein. Dieses Problem führt zu Diskussionen über die Aussagekraft des Wertes. Der BMI trifft außerdem auch keine Aussage über die Verteilung des Körperfetts, die als Risikofaktor relevant ist.

Eine weitere Formel zur Beurteilung des Körpergewichts ist die **Waist-to-Height-Ratio** (WtHR)

▶ Taillenumfang geteilt durch Körpergröße.

Hier gilt ein Wert unter 0,5 als erstrebenswert.

Was sagt der BMI aus?	
Normalgewicht	19–24,9
Übergewicht	25–29,9
Adipositas/Fettsucht Grad I	30–34,9
Adipositas/Fettsucht Grad II	35–39,9
Adipositas/Fettsucht Grad III	≥ 40

Kleines und großes Blutbild

Kleines Blutbild

Blut ist nicht nur flüssig

Guckt man sich eine Blutprobe einmal genau an, sieht man, dass feste Teilchen in einer Flüssigkeit verteilt sind, es ist eine Suspension.

Die Milliarden fester Bestandteile in dieser Suspension werden als Blutzellen bezeichnet. Die zellulären Bestandteile machen bei Männern etwa 43 bis 50 Prozent und bei Frauen 37 bis 45 Prozent des Gesamtvolumens aus. Dazu gehören die roten Blutkörperchen (Erythrozyten), die weißen Blutzellen (Leukozyten) und die Blutplättchen (Thrombozyten). Diese zellulären Bestandteile werden in der Fachsprache als **Hämatokrit** bezeichnet.

Die Flüssigkeit, in der die festen Bestandteile „schwimmen", nennt sich **Blutplasma**. Weitere Blutbestandteile sind Plasmaproteine, Gerinnungsfaktoren und Elektrolyte.

Das Plasma ohne Gerinnungsfaktoren und Fibrinogen heißt **Blutserum**. Für das Blutbild werden die zellulären Bestandteile mikroskopisch oder maschinell mit einem Zählgerät (Coulter-Zähler) analysiert. Beim kleinen Blutbild wird die Zahl der Erythrozyten, Thrombozyten und die Gesamtzahl der Leukozyten bestimmt. Beim Differenzialblutbild werden die weißen Blutkörperchen zusätzlich in ihre Subtypen, in Granulozyten, Monozyten und Lymphozyten, aufgeteilt.

Von besonderer Bedeutung sind die roten Blutkörperchen (siehe S. 25) sowie die Blutplättchen (siehe S. 30).

Weitere Werte

Die weiteren Werte des kleinen Blutbilds geben genauere Informationen über die Beschaffenheit der roten

Blutkörperchen: Hb (Hämoglobin) und Hkt (Hämatokrit).

Der Hb-Wert kennzeichnet die Menge des roten Blutfarbstoffes. An diesen bindet sich Sauerstoff und wird im Blut transportiert. Der Wert sinkt, wenn die Anzahl der roten Blutkörperchen zurückgeht. Die Ursache kann eine Magen-Darm- oder Nierenerkrankung sein. Erhöhte Werte können durch Tabakkonsum oder einen längeren Aufenthalt in großer Höhe entstehen.

Der Hämatokritwert gibt auch Auskunft über den Volumenanteil der roten Blutkörperchen. Je höher er ist, desto leichter entstehen Blutgerinnsel. Je leichter ein Gerinnsel entsteht, umso höher ist das Risiko, einen Herzinfarkt oder Schlaganfall zu erleiden.

Das kleine und das Differenzialblutbild zusammen ergeben das große Blutbild.

Differenzialblutbild

Das kleine Blutbild liefert schon eine Menge an Werten, daraus lassen sich zahlreiche Rückschlüsse auf Gesundheitsstörungen ziehen. Manchmal muss es aber noch genauer sein. Das Differenzialblutbild beurteilt alle zellulären Bestandteile des Blutes. Grundsätzlich unterscheidet man ein maschinelles und ein manuelles Blutbild. Das maschinelle Differenzialblutbild wird von einem Hämatologieautomaten erstellt. Dagegen werden die Blutzellen beim manuellen Differenzialblutbild unter dem Mikroskop von einer Fachkraft gezählt und beurteilt. Beide Verfahren haben Vor- und Nachteile.

Rote Blutkörperchen

Erythrozyten

Die roten Blutkörperchen, die Erythrozyten, transportieren Sauerstoff durch den Körper. In einem Liter Blut befinden sich etwa 5 000 Milliarden „Erys". Diese haben keinen Zellkern (kernlos) und sehen aus wie eine eingedellte Scheibe, wie ein Drops.

Die Lebensdauer der roten Blutkörperchen beträgt etwa 120 Tage. Das Knochenmark bildet jeden Tag rund 200 Milliarden rote Blutkörperchen neu. In mehreren Stadien reifen sie zur endgültigen Stufe heran. So ein Entwicklungszyklus im Knochenmark dauert fünf bis neun Tage.

Im Zentrum der Erythrozyten befindet der rote Blutfarbstoff Hämoglobin. Als Zentralatom enthält er ein Eisenion. An dieses binden die Sauerstoffmoleküle, die zur Lunge und den Geweben hintransportiert werden. Die Anzahl der Erythrozyten bestimmt somit maßgeblich die Sauerstoffversorgung im Körper.

Bei einem Sauerstoffmangel bildet unser Körper vermehrt das Hormon Erythropoetin (EPO), das die Neubildung der roten Blutkörperchen anregt. Daher deutet eine zu hohe Anzahl an Erythrozyten (Polyglobulie) auf einen Sauerstoffmangel hin. Dieser Zustand kann durch Erkrankungen oder aber auch bei einem Aufenthalt im Hochgebirge aufgrund des verminderten Luftdrucks entstehen. Nicht nur die Anzahl der roten Blutkörperchen spielt bei der Beurteilung einer Erkrankung eine Rolle, sondern folgende weitere Faktoren:

1 Größe
2 Form
3 Färbbarkeit
4 Hämoglobingehalt

Wozu ist der Wert notwendig?

► Erschöpfung

► Eisenmangel

► Ursachenklärung bei Anämie (Blutarmut)

Ursachen für eine zu hohe Anzahl von Erythrozyten (Polyglobulie)

► Verminderter Sauerstoffgehalt im Blut (infolge von Herz- oder Lungenerkrankungen, Aufenthalt im Hochgebirge)

► Starker Tabakkonsum

► Vergiftungen mit Kohlenmonoxid

► Steigerung der Bildung der roten Blutkörperchen infolge von Kortison- oder Androgentherapie

► Morbus Cushing

► Verengung der Nierenarterie

► Exsikkose (Austrocknung), z. B. bei Durchfallerkrankungen (genau genommen vermehren sich nicht die Erythrozyten, es vermindert sich jedoch der Anteil der Flüssigkeit).

Ursachen für eine verminderte Anzahl von Erythrozyten (Anämie)

► Störungen des Eisenstoffwechsels

► Knochenmarkerkrankungen (Leukämien, Tumore, Bestrahlungen)

► Vitaminmangelkrankheiten (Vitamin B $_{12}$, Folsäure)

► Nierenerkrankungen

► Infektionen

► Schilddrüsenerkrankungen

► Nebenschilddrüsenerkrankungen.

Wie hoch?
Referenzbereich im Vollblut

► Männer	4,3–5,7 M/µl
► Frauen	3,9–5,3 M/µl

Ursachen für einen vermehrten Abbau von Erythrozyten (Hämolyse)

► Malaria

► Thalassämie (genetische Mittelmeeranämie)

► Sichelzellerkrankung

► Autoimmunzerstörung der Erythrozyten, nach/bei manchen Infektionen, Erythrozytenstoffwechselstörungen

► Milzerkrankungen

Ursachen für eine Formveränderung von Erythrozyten
Eine Veränderung der Form der roten Blutkörperchen erschwert ihre Anpassungsfähigkeit sowie die Fähig-

keit, sehr kleine Blutgefäße zu passieren. Die Folge ist, dass die Milz mehr schadhafte rote Blutkörperchen aus dem Blut herausfiltert. Sie baut die fehlerhaften Formen vermehrt ab. Genauere Aussagen über die Gestalt der roten Blutkörperchen werden mikroskopisch im „roten Differenzialblutbild" getroffen.

- **Akanthozyt:** Stachelzelle bei gestörten Phospholipidmetabolismus
- **Anulozyt:** Ringform bei hochgradigen Anämien (Blutarmut)
- **Dakryozyt:** tränenförmiger Erythrozyt (tear drop cell)
- **Diskozyt:** bikonkave Scheibenform im strömenden Blut
- **Echinozyt:** Stechapfelform in hypertonen Lösungen
- **Fragmentozyt:** abnorme Zellform infolge einer Auflösung im Gefäßsystem (intravasale Hämolyse)
- **Makrozyt:** Vergrößerung bei Makrozytose, Perniziosa oder Folsäuremangel
- **Megalozyt:** Vergrößerung bei megaloblastärer Anämie
- **Mikrozyt:** Verkleinerung bei Eisen- oder Hämoglobinmangelerkrankungen

- **Mikrosphärozyt:** Kleine, kugelförmige Erythrozyten bei Kugelzellenanämie
- **Poikilozyt:** Abnorme Formgebung bei Perniziosa, Eisenmangelanämie oder Knochenmarkschädigungen
- **Schistozyt:** Abnorme Zellform aufgrund mechanischer Schädigung, Herzklappenersatz
- **Sichelzelle:** Formveränderung bei Sichelzellanämie
- **Sphärozyt:** aufgeblähte Kugelform in Lösungen, die weniger gelöste Stoffe enthalten als das Blutkörperchen (hypotone Lösungen)
- **Stomatozyt:** gefaltete Napfform beim Passieren enger Kapillaren
- **Targetzelle:** ringförmige Anordnung des Hämoglobins bei Thalassämien, toxischen oder Eisenmangelanämien

Wichtige Kenngrößen der roten Blutkörperchen

Um die roten Blutkörperchen (Erythrozyten) und ihre Funktionsfähigkeit detailliert zu beurteilen, werden die drei Kennwerte (siehe auch Tabelle S. 28) MCH, MCV und MCHC verwendet:

Blutbild		
Referenzbereich im Vollblut	absolut	relativ (Leukozyten, %)
Leukozyten	4,0–10,0 G/l	
Thrombozyten	150–450 G/l	
Erythrozyten	4,0–5,4 T/l	
Hämoglobin	12,0–17,0 g/dl	
mittleres korpuskuläres Volumen (MCV)	80–96 fl (fl = Femtoliter = 10^{-15} l)	
mittlere korpuskuläre Hämoglobin-konzentration (MCH)	25–35 pg/Zelle (pg = Pikogramm)	
segmentkernige Granulozyten	3,0–7,0 G/l	55–65
stabkernige Granulozyten	0,15–0,4 G/l	3–5
eosinophile Granulozyten	0,05–0,25 G/l	1–3
basophile Granulozyten	0,0–0,05 G/l	0–1
Monozyten	0,3–0,5 G/l	3–7
Lymphozyten	1,5–3,0 G/l	25–45

MCH: Diese Abkürzung steht für englisch Mean Corpuscular Haemoglobin und gibt den mittleren Hämoglobin-Gehalt eines einzelnen Erythrozyten an.

MCV: Diese englische Abkürzung steht für Mean Corpuscular Volume und gibt das mittlere Volumen eines einzelnen Erythrozyten an.

MCHC: Diese Abkürzung steht für englisch Mean Corpuscular Haemoglobin Concentration und gibt die mittlere Hämoglobin-Konzentration im Erythrozyten an.

Diese drei Werte stehen direkt miteinander im Verhältnis und so können aus jeweils zwei Werten der dritte berechnet werden:

▶ MCHC = MCH / MCV

Oftmals geben andere Laborwerte, wie Hämatokrit und Hämoglobin/Liter die notwendigen Informationen.

Ursachen für Größenveränderungen von Erythrozyten

Ein zu großer Erythrozyt wird als Makrozyt bezeichnet. Die Ursache kann ein Mangel an Vitamin B_{12}, Folsäure oder chronischer Alkoholmissbrauch sein. Ein zu kleiner Erythrozyt wird als Mikrozyt bezeichnet und kann sich beispielsweise bei einer Störung der Eisenverwertung bilden.

FARBVERÄNDERUNG

Im Labor wird der Blutausstrich mit Farblösungen behandelt (Pappenheimfärbung). Die Erythrozyten erscheinen rot. Bei einem Mangel an Hämoglobin können sie heller erscheinen. Bei einer Bleivergiftung z. B. kann es zu einer basophilen Tüpfelung kommen, bei der die Erythrozyten blaugepunktet erscheinen.

Thrombozyten

Blutplättchen

Thrombozyten sind kleine, scheibenförmige Plättchen im Blut und zwischen zwei und vier Mikrometern (µm) „groß". Sie haben ebenso wenig einen Zellkern wie die roten Blutkörperchen. Thrombozyten werden aufgrund ihrer Form auch als Blutplättchen bezeichnet und spielen eine wichtige Rolle bei der Blutgerinnung.

Thrombozyten leben im Körper etwa 5–9 Tage und werden dann in der Milz und der Leber abgebaut. Bei einer Blutung bilden die Blutplättchen einen Blutpfropf, auch Thrombus genannt, der die Wunde verschließt.

Es kann allerdings auch zu krankhaften Thrombenbildungen innerhalb eines Gefäßes kommen. Ein wandernder Thrombus wird als Embolus bezeichnet und kann in die Lunge, das Herz oder das Gehirn wandern. Die Folge sind dann Embolien. Diese können zu einem Herzinfarkt oder Schlaganfall führen.

Die Thrombozytenwerte geben daher wichtige Hinweise auf Erkrankungen.

Ursachen für erhöhte Werte (Thrombozytose) > 450 000/µl

- ▶ Infektionen und Entzündungen
- ▶ Eisenmangel
- ▶ nach Blutungen
- ▶ spezielle Form der Blutarmut (hämolytische Anämie)
- ▶ Milzerkrankungen oder -entfernung (verminderter Abbau)
- ▶ chronische Leukämien
- ▶ bösartige Tumore (Karzinome)
- ▶ **Medikamente**
  Adrenalin
  Kortison

Auch nach körperlicher oder sportlicher Anstrengung, bei Stress, nach Operationen, nach Verletzungen oder auch nach einer Geburt kann es zu einem Anstieg des Wertes kommen.

Ursachen für erniedrigte Werte (Thrombopenie): Thrombozytenzahlen unter < 150.000/µl)

▶ Erkrankungen des Knochenmarks

▶ Leukämie

▶ Blutarmut

▶ schwerer Eisenmangel

▶ Vitamin B_{12}-Mangel

▶ Osteopetrose

▶ Hämangiome

▶ Milzvergrößerung infolge von Leberschäden

▶ Lebererkrankungen

▶ Nierenversagen

▶ **Sonstige Ursachen**

▶ Bestrahlungen

▶ Benzolvergiftung

▶ Tierbisse (Insekten, Spinnen, Schlangen)

▶ Alkoholabusus

▶ Anfangsphase der Menstruation

Wichtig zu wissen

Thrombozytenzahlen unter 50 000/µl können unter Umständen zu Spontanblutungen führen.

Großes Blutbild

Das große Blutbild ist die Zusammenstellung des kleinen Blutbildes gemeinsam mit dem Differentialblutbild. Im großen Blutbild werden alle zellulären Bestandteile des Blutes erfasst und untersucht.

Leukozyten

Die Leukozyten gehören zu den weißen Blutkörperchen. Sie werden in der Thymusdrüse und dem Knochenmark gebildet und gelangen in alle Regionen des Körpers. Es gibt unterschiedliche Leukozyten-Klassen, die jeweils eigene Aufgaben bei der Immunabwehr ausüben. Aufgrund ihres Erscheinungsbilds im Mikroskop teilt man die Leukozyten in drei Gruppen ein: Granulozyten, Monozyten und Lymphozyten.

Zufällig entdeckte erhöhte Leukozytenwerte müssen Sie in der Regel nicht beunruhigen, sie sind meist harmlos. Ist die Zahl der Leukozyten erhöht und gibt es weder Krankheitszeichen noch naheliegende Erklärungen wie Entzündungen oder Infektionen, bezeichnet der Arzt diesen Befund als „Leukozytose ohne klinisches Korrelat".

Granulozyten

Diese Unterart der weißen Blutkörperchen macht den größten Anteil an Leukozytenunterarten aus. Je nachdem, wie sich die verschiedenen Formen mit bestimmten chemischen Substanzen anfärben lassen, unterteilt man sie in neutrophile, eosinophile und basophile Granulozyten.

Neutrophile Granulozyten

Neutrophile Granulozyten sind für die unspezifische Abwehr von Infektionen mit Bakterien und Pilzen zuständig und spielen bei Entzündungsreaktionen eine bedeutsame Rolle. Unreife Granulozyten sehen im Mikroskop wie ein Stab aus, sie werden deshalb als stabförmig bezeichnet. Reife Formen nennt man segmentiert. Kommen im Blut mehr stabförmige Formen als üblich vor, wird dies als „Linksverschiebung" bezeichnet. Eine „Rechtsverschiebung" hingegen bedeutet, dass sich im Blut mehr „alte" Granulozyten mit übersegmentiertem Kern befinden.

Ursachen für eine Erhöhung der neutrophilen Granulozyten (Neutrophilie)

- akute und chronische Entzündungsreaktionen
- Stress
- Herzerkrankungen
- Verbrennungen
- Hämorrhagie
- Hämolyse
- Schwangerschaft
- Nierenversagen
- Diabetes
- Autoimmunerkrankungen
- bösartige Tumore

- chronische myeloische Leukämie
- Osteomyelosklerose
- Cushing-Syndrom
- Blutverlust
- **Medikamente**
  Glukokortikoide
  Kontrazeptiva („Pille")
  Lithium (bei Depressionen)
  Adrenalin (bei Allergien)

HINWEIS
Eine isolierte Erhöhung der neutrophilen Granulozyten kann harmlos sein, bereits eine Blutabnahme direkt nach dem Joggen führt zu erhöhten Werten.

Ursachen für Verminderung (Neutropenie)

- Infektionen (Typhus, Paratyphus, Influenza, Masern, Hepatitis, Herpes, HIV)
- B_{12}/Folsäuremangelanämie
- akute/aplastische Leukämien, Lymphome
- Vergrößerung der Milz
- Lebererkrankungen
- Blutvergiftung (Sepsis)
- Autoimmunerkrankungen (Lupus u. a.)

- sehr rascher und starker Gewichtsverlust
- **Medikamente**

  Antibiotika (z. B. Doxyzyklin, Ciprofloxacin, Chloramphenicol)

  Schmerzmittel (z. B. Metamizol)

  Thyreostatika (bei Schilddrüsenerkrankungen, z. B. Propylthiouracil)

  Antihistaminika (bei Allergien, z. B. Cimetidin)

  Antirheumatika (z. B. Goldverbindungen)

  Zytostatika (bei Krebserkrankungen)

Eosinophile Granulozyten

Diese Unterart der weißen Blutkörperchen lässt sich im Gegensatz zu den anderen mit dem roten Farbstoff Eosin anfärben. Die eosinophilen Granulozyten sind an der Abwehr von Parasiten wie Würmern und Läusen beteiligt sowie bei bestimmten Allergien und Autoimmunerkrankungen.

Erhöhung der eosinophilen Granulozyten (Eosinophilie)

- Allergien
- Wurmbefall
- Hauterkrankungen (Erythema exsudativum multiforme, Dermatitis herpetiformis, Psoriasis

- Autoimmunerkrankungen
- **Medikamente**

  ASS (z. B. Aspirin®)

  Ajmalin (bei Herzrhythmusstörungen)

  Cefoxitin (bei Infektionen)

  Dapson (bei Rheuma)

  Penizillin (bei Infektionen)

Erniedrigung der eosinophilen Granulozyten

- Nebennierenrindenüberfunktion
- Cushing-Syndrom
- Stress
- **Medikamente**

  Kortikoide

  Adrenalin (bei Allergien)

  ACTH (z. B. bei Epilepsien)

Basophile Granulozyten

Diese weißen Blutkörperchen lassen sich mit basischen (pH > 7) Farbstoffen anfärben. Sie spielen u. a. bei allergischen Reaktionen eine Rolle.

Ursachen für erhöhte Werte

- chronisch myeloische Leukämie
- Schilddrüsenunterfunktion
- Colitis ulcerosa
- Schwangerschaft

▶ **Medikamente**
Desipiramin (bei Depressionen)

Ursachen für erniedrigte Werte:

▶ Schilddrüsenerkrankung
(Hyperthyreose)

▶ Urtikaria

▶ **Medikamente**
Propanidid (für Narkosen)
Thiopental (für Narkosen)

Sonderfall Agranulozytose

Die Gesamtzahl der Agranulozyto-
sen, die durch Arzneimittel hervor-
gerufen werden, liegt mit circa 1,6 bis
9,2 Fällen pro eine Million Einwoh-
ner in Europa relativ hoch. Die Sterb-
lichkeitsrate dieser Reaktion ist hoch.
Man unterscheidet die allergische
Typ-1-Agranulozytose von der durch
Vergiftungen hervorgerufenen Typ-2-
Variante. Erste Symptome äußern sich
unspezifisch durch grippeähnliche
Beschwerden wie Halsschmerzen,
Abgeschlagenheit, Schüttelfrost und
vor allem hohem Fieber. Im weiteren
Verlauf können Entzündungen im
Mund-, Nasen-, Rachen- oder Genital-
bereich auftreten. Ohne Therapie
kommt es in 60 von 100 Fällen zu einer lebensbedrohlichen Sepsis. Bei
einem Verdacht sollte, nach Rück-
sprache mit dem Arzt, das Arzneimittel sofort abgesetzt werden.

Lymphozyten

Lymphozyten sind kleine, weiße Blutkörperchen, die im Knochenmark
und in den lymphatischen Organen
Milz, Thymus und Lymphknoten gebildet werden. B-Lymphozyten (B wie
Bone für Knochen) sind für die Bildung von Antikörpern zuständig und
T-Lymphozyten (T wie Thymus) helfen bei der Kommunikation der unterschiedlichen Zellen des Immun-
systems mithilfe von Botenstoffen.
Bei einer Entzündungsreaktion steigt
die Zahl an.

Erhöhung der Lymphozyten

▶ Virusinfektionen

▶ bakterielle Infektionen (Keuch-
husten, Tuberkulose, Brucellose

▶ Malignome, chronisch
lymphatische Leukämie

▶ Sarkoidose

▶ Morbus Addison

▶ Schilddrüsenüberfunktion

Arzneimittelwirkstoffe und die Gefahr der Agranulozytose

Arzneimittelgruppe	Nebenwirkung „Agranulozytose"	
	gesichert	wahrscheinlich
Schmerzmittel (Analgetika)	Diclofenac	Parazetamol
	Metamizol = Novaminsulfon	Naproxen
	Ibuprofen	Piroxicam
Mittel bei Herzrhythmus-störungen (Antiarrhythmika)	Chinidin	Ajmalin, Amiodaron
Antibiotika, Mittel gegen Infektionen (Antiinfektiva), Mittel gegen Pilzinfektionen (Antimykotika)	Ampizillin Cefotaxim Cefuroxim Flucytosin Fusidinsäure Nafzillin Oxazillin Penizillin G Chinin	Abacavir Amoxizillin-Clavulansäure Cefepim Ceftriaxon Cefalexin Proguanil Clarithromycin Dapson Hydroxychloroquin Indinavir Isoniazid Mebendazol Nitrofurantoin Norfloxacin Piperazillin Terbinafin Cotrimoxazol Vancomycin Zidovudin
Mittel bei Epilepsien (Antiepileptika)	Phenytoin	Carbamazepin, Lamotrigin
Zytostatika (z. B. in der Krebsbehandlung)		Flutamid, Imatinib, Rituximab

Arzneimittelgruppe	Nebenwirkung „Agranulozytose"	
Rheumamittel (Antirheumatika)	Infliximab	Goldverbindungen, Penizillamin, Sulfasalazin
Schilddrüsentherapeutika (Thyreostatika)	Propylthiouracil	Carbimazol, Thiamazol
Herzmittel (Kardiaka)	Clopidogrel Methyldopa Ramipril Spironolacton	Bezafibrat Captopril Tiklopidin
Magen-Darm-Mittel	Cimetidin Metoclopramid	Famotidin Mesalazin Omeprazol Pirenzepin Ranitidin
Psychopharmaka	Clozapin, Fluoxetin	Clomipramin Desipramin Doxepin Imipramin Maprotilin Levomepromazin Mianserin Olanzapin Thioridazin Ziprasidon
Gichtmittel		Allopurinol
andere	Calciumdobesilat	Dapson Acitretin Deferipron Prednison, Promethazin

(mod. nach Tortora, G. J., Derrickson, B. H., Anatomie und Physiologie. Wiley-VCH 2006)

Medikamente

Opiate (bei Missbrauch)

Aminosalizylsäure (z. B. bei Morbus Crohn, Colitis Ulcerosa)

Verminderung der Lymphozyten

- Masern
- Gelbfieber
- Lymphdrüsenkrebs (Hodgkin-lymphom)
- Zollinger-Ellison-Syndrom
- Zöliakie
- Whipple-Erkrankung
- Nebennierenrindenüberfunktion
- AIDS, HIV-Infektion
- Nierenversagen, nephrotisches Syndrom
- Lupus erythematodes
- Sarkoidose
- Multiple Sklerose
- Guillain-Barré-Syndrom
- Myasthenia gravis
- Strahlentherapie (bei Tumoren)
- **Medikamente**

  Cyclosporin (bei rheum. Arthritis)

  Kortikoide (z. B. bei Asthma)

  Ganciclovir (bei Herpes)

Monozyten

Monozyten wandeln sich im Blut zu Fresszellen um, den Makrophagen. Sie machen Bakterien oder Gewebetrümmer unschädlich, dies wird als Phagozytose bezeichnet.

Erhöhung der Monozytenwerte

- Gesundungsphase nach akuten Infekten
- Tuberkulose
- Brucellose
- Syphilis
- Mumps
- Masern
- Windpocken
- EBV-Infektion
- Malaria
- Leishmaniose
- chronische Polyarthritis (cP = rheumatoide Arthritis)
- Sarkoidose
- bösartige Tumore (maligne Lymphome, Morbus Hodgkin)

Zahlreiche Zellen können den Monozytenwert bei einer automatischen Auszählung fälschlich erhöhen. Eine mikroskopische oder weiterführende Abklärung ist dann erforderlich.

Altersabhängige Referenzbereiche bei den weißen Blutkörperchen

		Erwachsene		Kinder		Säuglinge	
Leukozyten		4000–9000/µl = 4–9 G/l		8000–12000/µl = 8–12 G/l		9000–15000/µl = 9–15 G/l	
		%	absolut	%	absolut	%	absolut
Granulozyten (Polymorphkernige)	Neutrophile	55–70	2200–6300/µl = 2,2–6,3 G/l	35–70	2800–8400/µl = 2,8–8,4 G/l	25–65	2250–9750/µl = 2,25–9,75 G/l
	Stabkernige	3–5	120–450/µl = 0,12–0,45 G/l	0–10	–1200/µl = –1,2 G/l	0–10	–1500/µl = –1,5 G/l
	Segmentkernig	50–70	2000–6300/µl = 2–6,3 G/l	25–65	2000–7800/µl = 2–7,8 G/l	22–65	2250–9750/µl = 2,25–9,75 G/l
	Eosinophile	2–4	80–360/µl = 0,08–0,36 G/l	1–5	80–600/µl = 0,08–0,6 G/l	1–7	90–1050/µl = 0,09–1,05 G/l
	Basophile	0–1	–90/µl = –0,09 G/l	0–1	–120/µl = –0,12 G/l	0–2	–300/µl = –0,3 G/l
Mononukleäre	Monozyten	2–6	80–540/µl = 0,08–0,54 G/l	1–6	80–720/µl = 0,08–0,72 G/l	7–20	630–3000/µl = 0,63–3,0 G/l
	Lymphozyten	25–40	1000–3600/µl = 1–3,6 G/l	25–50	2000–6000/µl = 2–6 G/l	20–70	1800–10500/µl = 1,8–10,5 G/l

Gerinnungs-parameter

Gerinnungsparameter
So stoppt eine Blutung

Damit unser Blut seine vielfältigen Aufgaben erfüllen kann, muss es flüssig sein. Bei einer offenen Verletzung muss es seine Fließeigenschaften verändern, damit die Blutung zum Stillstand kommt. Eine komplexe Kaskade startet.

An der Blutstillung, die als Hämostase bezeichnet wird, sind zahlreiche Faktoren, wie Thrombozyten, Proteine und Elektrolyte, beteiligt. Im ersten Schritt haften sich bei der Blutstillung Blutplättchen an den Wundrändern an (Adhäsion). Dann locken sie weitere Thrombozyten zur Wunde (Aggregation), bis diese einen Thrombus bilden.

Bei bestimmten Erkrankungen, bei Unfällen, vor Operationen oder im Rahmen von bestimmten Arzneimitteltherapien kommt der Bestimmung der zahlreichen Gerinnungsfaktoren eine große Bedeutung zu.

Für alle Gerinnungsuntersuchungen wird Blut benötigt, das mit Zitrat vermischt wird, um die Gerinnung unmittelbar nach der Entnahme im Röhrchen zu verhindern.

Dazu können folgende Werte ermittelt werden:

Prothrombin-Ratio (PR)

Der Quotient beträgt 1,0, wenn die Prothrombinzeiten von Patienten- und Poolplasma identisch sind. Eine erhöhte PR-Ratio wird genau so beurteilt wie ein erhöhter INR-Wert (siehe S. 44).

▶ Normwert   0,85–1,15

Plasmathrombinzeit (PTZ, TZ)

Die Thrombinzeit misst die Zeit der Umwandlung von Fibrinogen in Fibrin. Die Zeit wird gemessen, indem man Thrombin zum Testplasma hinzugibt.

▶ Normwert	20–38 sec.

Eine Heparintherapie, beispielsweise zur Vorbeugung einer Thrombose nach einer Operation, verlängert die Plasmathrombinzeit.

Aktivierte partielle Thromboplastinzeit (aPTT)

Mit der Bestimmung der aktivierten partiellen Thromboplastinzeit lässt sich die Funktion des endogenen Gerinnungssystems prüfen. Folgende Faktoren können mit der Bestimmung erfasst werden: F II, F V, F VIII, F IX, F XI, FXII, Fibrinogen.

▶ Normwert	20–38 sec.

Die aktivierte partielle Thromboplastinzeit ist ein Suchtest für Defekte des intrinsischen Gerinnungssystems, d. h. für die Gerinnungsfaktoren V, VIII, IX, X, XI und XII. Für Defekte der Faktoren I und II ist er weniger empfindlich.

Ein erhöhter Wert kann auf einem Mangel an Fibrinogen oder Gerinnungsfaktoren beruhen. Eine verkürzte aPTT tritt u. a. bei Thrombozytosen (siehe S. 30) auf und auch bei einer Heparintherapie

Die früher gemessene partielle Thromboplastinzeit (pTT) spielt hingegen heutzutage im klinischen Alltag keine Rolle mehr.

Quickwerte nach Lebensalter		
Altersstufe	**Alter**	**Norm**
Neugeborene	1. Lebenstag	55–100 %
	5. Lebenstag	58–100 %
	90. Lebenstag	65–100 %
Kinder	6.–30. Lebensmonat	53–100 %
	31. Lebensmonat – 7. Lebensjahr	65–100 %
	8.–16. Lebensjahr	77–100 %
Erwachsene	Erwachsene	70–120 %

Quickwert
(Thromboplastinzeit, TPZ, Prothrombinzeit, PTZ)

Auch bei der Bestimmung des Quickwertes, benannt nach dem Arzt Armand J. Quick, wird für die Untersuchung Blut abgenommen und sofort mit Zitrat gemischt, damit die Gerinnung verhindert wird. Im Labor wird dann die Gerinnung durch die Zugabe von Gewebethromboplastin und Kalziumsalzen gestartet und die Zeit bis zur Gerinnselbildung gemessen.

Ein Quickwert von 20 Prozent bedeutet beispielsweise, dass die Aktivität des Vitamin-K-abhängigen Gerinnungssystems im Vergleich zum Plasma gesunder Spender nur noch ein Fünftel beträgt. Ein erhöhter Quickwert ist ohne klinische Bedeutung.

Ein niedriger Quickwert (eine verlängerte Thromboplastinzeit) kann durch eine Antikoagulanzien-Therapie z. B. mit Marcumar®, Lebererkran-

Aussage des Quickwertes

Quickwert in %	Bewertung/Risiko
50–70	Gerinnungsfähigkeit des Blutes noch normal, Leberfunktion eingeschränkt
30–50	Gerinnungsfähigkeit des Blutes leicht eingeschränkt
	Durchführung kleinerer zahnmedizinischer Operationen möglich
15–30	Bereich, der während einer Therapie mit Vitamin-K-Antagonisten angestrebt werden sollte
5–10	Gerinnungsfähigkeit des Blutes stark eingeschränkt, Auftreten spontaner Blutungen möglich (z. B. Zahnfleisch- oder Nasenbluten)
< als 4	Gerinnungsfähigkeit des Blutes sehr stark eingeschränkt, Gefahr lebensbedrohlicher Blutungen

kungen, Fibrinogen- oder Gerinnungsfaktormangel entstehen. Auch ein Mangel an Vitamin K kann den Quickwert herabsetzen, da es für die Synthese von Prothrombin und einiger Gerinnungsfaktoren benötigt wird. Folgende Faktoren können mit der Bestimmung erfasst werden:
F II, F VII, F X, F V, Fibrinogen

INR-Wert

Da die Quickwerte unterschiedlicher Labore kaum miteinander zu vergleichen sind, wurde der INR-Wert (International Normalized Ratio) eingeführt. Alle Untersuchungsmethoden werden an einem Standard der Weltgesundheitsorganisation (WHO) kalibriert, wodurch die Werte vergleichbar werden. Ein erhöhter INR-Wert zeigt eine eingeschränkte Gerinnung an.

► Richtwert: ca. 1,0

INR-Richtwert unter gerinnungshemmender Therapie mit Kumarinen:

► bei Vorhofflimmern: 2,0 bis 3,0

► zur Vermeidung eines Rückfalls nach Venenthrombose/Lungenembolie: 2,0–3,0

► bei künstlichen Herzklappen: 2,5–3,5

Neben PTT- und Quickwert gehört die Bestimmung der Thrombozytenzahl und gegebenenfalls deren Funktion zur Diagnostik bei Verdacht auf eine Blutungsneigung. Je nach Ergebnis der Basisdiagnostik wird auch der Fibrinogenwert, die Thrombinzeit, der Gehalt an D-Dimeren und die Einzelfaktoren (Gerinnungsfaktoren II, V, VIII, IX, X, XI, XII) bestimmt.

INFO

HOCH UND TIEF
Quick und INR verhalten sich gegenläufig, ein „niedriger" Quickwert entspricht einem „hohen" INR-Wert.

Das Blut „verdünnen"

Nach einem Herzinfarkt, einem Schlaganfall, einer Thrombose, einer Embolie oder bei einigen Herzrhythmusstörungen ist das Risiko hoch, dass es erneut zu einer Bildung von Thromben kommt. Um das zu verhindern, werden unterschiedliche Substanzen alleine oder in Kombination zur Behandlung eingesetzt. Je nachdem wie stark die Substanz in die Gerinnung eingreift, unterscheidet man unterschiedliche Klassen.

 INFO **PATIENTEN,** die klassische gerinnungshemmende Medikamente einnehmen, müssen Gerinnungsparameter regelmäßig bestimmen (lassen).

Thrombozytenaggregationshemmer wie Azetylsalizylsäure, Clopidogrel oder Dipyridamol werden täglich eingenommen und verhindern das Verklumpen von Thrombozyten. Der Einfluss auf die Blutgerinnung ist relativ gering. Eine Messung von Gerinnungsparametern ist dauerhaft nicht notwendig. Das Ziel ist eine Reinfarktprophylaxe. Es soll verhindert werden, dass ein Patient ein neues Geschehen erleidet. Neuere Studien weisen darauf hin, dass eine Primärprävention mit ASS nicht sinnvoll ist. Betroffene, die Risikofaktoren wie Diabetes oder Übergewicht aufweisen, aber noch keinen Infarkt hatten, profitieren nicht von einer ASS-Gabe. Es sterben mehr Betroffene an Blutungen, als durch eine Infarktverhinderung gerettet werden.

Antikoagulanzien
Antikoagulanzien werden eingeteilt in Heparine, Vitamin-K-Antagonis-

ten, Faktor-Xa-Inhibitoren und Thrombininhibitoren. Jede Substanzklasse hat ihre Vor- und Nachteile und wirkt unterschiedlich stark auf die Gerinnung.

Heparine werden meist im Akutstadium einer thrombusbildenden Erkrankung vorbeugend gespritzt.

Vitamin-K-Antagonisten sind seit über 65 Jahren etabliert und weit verbreitet. Der Wirkstoff Phenprocoumon (z. B. Marcumar®) wird täglich eingenommen und wirkt, auch nach dem Absetzen, noch über mehrere Tage. Ein großer Nachteil der Substanz ist die extrem hohe Plasma-Eiweiß-Bindung. Damit ein Arzneistoff im Körper transportiert werden kann, wird er an Eiweißkörper gebunden, diese wirken wie ein „Medikamententaxi". Da jeder Patient eine andere Menge dieser Eiweißkörper im Plasma hat, wirkt das Medikament bei jedem unterschiedlich.

Allerdings ist eine genaue Dosierung notwendig, denn bei einer Unterdosierung besteht die Gefahr einer Thrombenbildung, bei einer Überdosierung die von Blutungen. Um die Therapie sicher zu machen, wurde der Quickwert eingeführt, der bei der Behandlung regelmäßig im Blut gemessen wird. Die Dosis des Gerinnungshemmers wird damit abgestimmt. Als Nachfolger des Quickwertes wurde der INR-Wert etabliert.

Die Wirkung dieses Mittels beruht darauf, dass Phenprocoumon ein Gegenspieler des Vitamin K ist und auf diese Weise die Blutgerin-

Vitamin-K-haltige Lebensmittel		
hoher Gehalt	**mittlerer Gehalt**	**niedriger Gehalt**
alle Kohlsorten, auch Blumenkohl, Brokkoli	Kartoffeln, Erbsen, Bohnen	Tomaten
Sauerkraut, Spinat	Erdbeeren	Honig, Haferkorn
Schweinefleisch, fettes Rindfleisch, Innereien	Weizen- und Vollkornprodukte	Vollei, Kuhmilch

nung hemmt. D. h. aber auch, dass alle stark Vitamin-K-haltigen Nahrungsmittel (z. B. Rosenkohl, Spinat) die Wirkung des Arzneistoffes verringern, was die Therapie zusätzlich komplizierter macht. Einen Überblick über die Vitamin-K-Werte in Lebensmitteln finden Sie im Internet: www.herzstiftung.de/pdf/Vitamin-K-in-Gemuese.pdf

Arzneimittelwechselwirkungen
Auch zahlreiche Medikamente führen mit Kumarinderivaten wie Phenprocoumon zu Wechselwirkungen.

Arzneimittel, die die Wirkung von Antikoagulanzien verstärken und somit das Risiko für Blutungen erhöhen:

▶ Schmerzmittel (Azetylsalizylsäure, Piroxicam, selektive Cyclooxygenase-2-Hemmer z. B. Arcoxia®)
▶ Fibrate, z. B. Bezafibrat
▶ Imidazol- und Triazolderivate (wie z. B. Metronidazol; bei Infektionen)
▶ Allopurinol bei Gicht
▶ Amiodaron bei Herzrhythmusstörungen
▶ Schilddrüsenhormone
▶ trizyklische Antidepressiva
▶ Methyltestosteron und andere anabole Steroide

Arzneimittel, die die Wirkung von Antikoagulanzien vermindern und somit das Risiko für eine Thrombenbildung steigern:

▶ Barbiturate bei Epilepsien
▶ Kortikoide, z. B. bei Entzündungen
▶ Diuretika bei Bluthochdruck
▶ Rifampizin bei Tuberkulose
▶ Carbamazepin bei Epilepsien
▶ 6-Mercaptopurin z. B. Krebstherapie
▶ Thiouracil z. B. Krebstherapie
▶ Colestyramin bei Fettstoffwechselstörung
▶ Vitamin-K-haltige Präparate bei Gerinnungsstörungen

Neue orale Antikoagulanzien

Lange Zeit war das Kumarinderivat Phenprocoumon die einzige Therapieoption, seit 2008 stehen jedoch Alternativen zur Verfügung. Diese wurden bis vor Kurzem als neue orale Antikoagulanzien (NOAK) bezeichnet. Der größte Unterschied gegenüber Phenprocoumon (z. B. Marcumar®) ist, dass bei diesen Substanzen der Gerinnungswert (INR-Messung) nicht regelmäßig überprüft werden muss. Wird mal eine Tablette vergessen, ist das weniger bedeutsam als bei Phenprocoumon. Allerdings sind die Kosten mit den NOAK höher.

Alle NOAKs können Gerinnungstests verfälschen und falsche krankhafte Veränderungen anzeigen. Im Gegensatz zu Phenprocoumon bestehen bei den neueren Mitteln keine so starken individuellen Wirkunterschiede. Da die Plasma-Eiweiß-Bindung der neuen Substanzen erheblich geringer ist, ist die Wirkung bei Weitem nicht so stark von Transportproteinen abhängig. Die Substanzen können Gerinnungsparameter beeinflussen. Die Kontrolle der Gerinnungsfähigkeit ist bei diesen Substanzen zum einen nicht möglich, aber aufgrund der anderen Bedingungen auch nicht erforderlich.

Faktor-Xa-Inhibitoren sind Rivaroxaban, Apixaban und Edoxaban. Alle tragen im Namen ein „xa". Kein Zufall, denn alle hemmen den Faktor „zehn a", der Blutgerinnung. Dabigatran ist ein Thrombin-Inhibitor.

Beide Klassen werden zu den NOAKs gezählt. Da diese seit über 15 Jahren auf dem Markt sind, passt die Bezeichnung „neu" nicht mehr wirklich. Es wurde über eine Neubenennung zwar diskutiert. Da NOAKs jedoch etabliert war, wurde diese Abkürzung geändert in „Nicht-Vitamin-K-abhängige-orale-Antikoagulantien".

 WEDER DER QUICKWERT noch der INR-Wert sind für eine Therapiekontrolle mit NOAK geeignet.

Monitoring nur im Ausnahmefall
Obwohl unter Apixaban-, Dabigatran- oder Rivaroxaban-Einnahme keine regelmäßige Kontrolle der Werte notwendig ist (Monitoring), kann bei folgenden Situationen die Erhebung eines differenzierten Gerinnungsstatus sinnvoll sein:

▶ Notoperationen
▶ Blutungsneigung
▶ Verdacht auf eine Überdosierung
▶ Verdacht auf Wirkungsverlängerung infolge einer Niereninsuffizienz
▶ Bei schwer kranken Patienten und/oder Arzneimittelwechselwirkungen

In diesen Fällen werden verschiedene Parameter erhoben, um die Wirksamkeit des jeweils eingenommenen Mittels zu beurteilen.

Faktor-XIII-Mangel und Von-Willebrand-Syndrom

Zahlreiche Erkrankungen können das Blutgerinnungssystem beeinflussen, bedeutsam sind das Faktor-XIII-Mangel-Syndrom und das Von-Willebrand-Syndrom. Bei einem Faktor-XIII-Mangel sind die aktivierte partielle Thromboplastinzeit und die Thromboplastinzeit im Referenzbereich. Typisch sind Wundheilungsstörungen mit Narbenbildung. Ein erworbener Faktor-XIII-Mangel kann bei Lebererkrankungen auftreten oder durch Verbrauchs- oder Verlustkoagulopathie z. B. bei Blutungen, Verbrennungen, Asparaginasetherapie, chronisch entzündlichen Darmerkrankungen oder bei der Bildung von Faktor XIII-Hemmstoffen. Das Von-Willebrand-Syndrom ist eine angeborene Gerinnungsstörung, bei der die aktivierte partielle Thromboplastinzeit nicht verlängert ist. Zur Diagnosestellung sind die Bestimmung von Ristocetin-Cofaktor, Von-Willebrand-Faktor-Antigen und die Kollagenbindung notwendig.

Kein Tonic-Water!

Vitamin-K-Antagonisten interagieren mit zahlreichen Arzneimitteln. Aber auch bei NOAKs kann es zu Reaktionen kommen. Arzneimittel zur Senkung des Cholesterinspiegels (Statine) oder Anti-Pilz-Mittel (Ketokonazol u.a.) können die Wirkung erheblich steigern. Dies gilt sogar für einige fungistatische Salben. Getränke mit Chinin wie Tonic Water und Bitter Lemon können den Blutspiegel der NOAKs und Vitamin-K-antagonisten erheblich steigern und sollten gemieden werden.

Gegenmittel bei Blutungen

Die NOAKs werden zwei Mal täglich eingenommen, Edoxaban einmal am Tag. Dennoch kann es bei einer akuten Blutung notwendig sein, die Wirkung aufzuheben. Der Wirkstoff Tranexamsäure kann bei allen Blutungen unter NOAKs eingesetzt werden. Er wird intravenös verabreicht oder lokal in offene Wunden eingebracht. Bei Blutungen unter Dabigatran steht das Gegenmittel Idarucimumab (Praxbind®) zur Verfügung. Die Wirkung von Rivaroxaban und Apixaban, zeitnah auf für Edoxaban, kann durch das Präparat Andexanet alfa (Ondexxya ®) rasch aufgehoben werden. Ein weiteres Gegenmittel (Cirapantanag) ist in Erprobung.

Biomarker

Tumormarker

Mehr als 800 verdächtige Substanzen werden von den häufigen Krebserkrankungen an das Blut abgegeben. Die meisten Tumormarker sollten nur bei gesichertem Tumor bestimmt und zur Verlaufskontrolle verwendet werden.

Lediglich bei bestimmten Risikogruppen, beispielsweise bei Patienten mit chronischer Hepatitis C oder Leberzirrhose, ist eine regelmäßige Bestimmung sinnvoll. Lange Transportzeiten, starke Temperaturschwankungen oder wiederholtes Auftauen und Einfrieren der Probe können zu veränderten Werten führen. Die Bestimmungsmethode des Tumormarkers im Blutserum beeinflusst ganz erheblich den gemessenen Wert. Daher sollte eine Verlaufskontrolle möglichst immer im selben Labor durchgeführt werden.

Sollten Sie oder Ihre Angehörigen an einer Krebserkrankung leiden und vom Arzt regelmäßig über die Markerwerte informiert werden, hier ein wichtiger Ratschlag: Lassen Sie sich von den Werten nicht „verrückt" machen. Nur die ganzheitliche Interpretation zahlreicher Werte und Parameter sind für eine Verlaufsprognose sinnvoll.

Informationen, welche Tumormarker in welchen Fällen eingesetzt werden, finden Sie beispielsweise unter www.labor-enders.de/tumormarker.html.

Befunde bei Tumorerkrankungen

Hat der Arzt eine Tumorerkrankung diagnostiziert, werden zahlreiche Befunde erhoben, um die Behandlung so effizient und schonend wie möglich zu planen:

Mit dem TNM-System werden die Größe von Tumoren und der Befall von Lymphknoten und Organen beschrieben.

T: Ausgangs- oder Primär-Tumor (Tumor). Die nachfolgende Zahl legt die Größe und Ausdehnung fest (meist T1 bis T4). Frühformen, die noch nicht in umgebende Gewebeschichten eingedrungen sind, nennt man „in-situ-Tumoren" (Tis).

N: Nodus (lat. für Knoten), hier Lymphknoten. Die nachfolgenden Zahlen stehen für das Ausmaß des Krebsbefalls der Lymphknoten.

M: Gibt an, ob Metastasen vorhanden sind (Tochtergeschwülste). M1 steht für das Vorhandensein von Metastasen, M0 für einen negativen Befund.

Beispiel

Die Angabe T4N3M1 steht für einen großen Tumor (T4), in Lymphknoten wurden Krebszellen gefunden, eine Metastasierung in andere Organe liegt ebenfalls vor.

Das TNM-System kann durch zusätzliche Buchstaben ergänzt werden:

c: klinische (engl. clinical) Einstufung des Tumors

p: Der Tumor wurde nach einer Operation durch den Pathologen eingestuft.

y: Der Patient hat vor der Beurteilung schon eine Chemo- oder Strahlentherapie erhalten.

R: gibt an, ob nach der Behandlung noch ein Tumor-Rest vorhanden ist (R0 = kein nachweisbarer Rest)

V: Tumorbefall von Venen

Pn: Tumorbefall um Nerven (gr. perineural)

Die Angaben des TNM-Systems bilden die Grundlage für die Einteilung der Krankheitsausdehnung in Stadien (engl. staging). Diese Einteilung gibt Auskunft über die Prognose einer Krebserkrankung.

Im Folgenden eine Auswahl von Tumormarkern:

AFP
(Alpha-Fetoprotein)

Beim Kind im Mutterleib (Fötus) wird Eiweiß überwiegend im Magen-Darm-Trakt, der Leber und im Dottersack gebildet. Im Gewebe von gesunden Erwachsenen sind nur sehr geringe Mengen AFP nachweisbar. AFP ist ein wichtiger Tumormarker bei Leber- und Hodenkrebs.

Wie viel?

▶ Erwachsene	9 kU/l
▶ Schwangere	30–420 kU/l

Der AFP-Spiegel ist in der 32. bis 36. Schwangerschaftswoche am höchsten.

Ursachen für zu hohe Werte

▶ Lebertumore (bei etwa 10 Prozent der Patienten mit Leberkrebs ist der AFP-Tumormarker jedoch normal)

▶ Leberzirrhose

▶ Hepatitis

▶ Hodenkrebs

▶ Eierstockkrebs

▶ Schwangerschaft

▶ Fehlbildungen des Fötus

Ursachen für zu niedrige Werte:

In der Schwangerschaft ist ein zu niedriger AFP-Wert ein Hinweis auf ein erhöhtes Risiko für Trisomie 21 beim Fötus. Die Blutabnahme erfolgt zwischen der 16. und 20. Schwangerschaftswoche. Vor und nach diesem Zeitfenster könnte man Fehlbildungen übersehen, weil das AFP trotz Fehlbildung normal sein kann. So wäre ein Wert von 80 kU/ml für die 20. Woche im Normbereich, für die 16. wäre der Wert zu hoch.

Beim **Triple-Test** wird das Blut der Mutter auf AFP, Beta-HCG und Estriol untersucht. Der Test dient dazu, die Wahrscheinlichkeit für eine Anomalie vorherzusagen.

AUSSAGE ZWEIFELHAFT
Ein normaler AFP-Wert schließt eine Fehlbildung nicht aus, ein erhöhter Wert muss wiederum nicht zwangsläufig auf eine Fehlbildung hindeuten.

CA 125
(CA = Cancer Antigen, Krebsantigen)

CA 125 ist ein Tumormarker. Erhöhte CA-125-Konzentrationen lassen sich sowohl bei gut- wie auch bei bösartigen Erkrankungen nachweisen. Der Verlauf des CA-125-Wertes wird überwiegend im Zusammenhang mit Eierstockkrebs überprüft.

Wie hoch?

▶ < 33 U/ml	Normbereich
▶ 33–65 U/ml	Grenzbereich
▶ 65 U/ml	krankhafter Bereich

Ursachen für zu hohe Werte

- ▶ Ovarial-Karzinome (82–96 %)
- ▶ andere gynäkologische Tumoren
- ▶ Endometriose
- ▶ Pankreaskarzinom (45–79 %)
- ▶ maligne hepatogene Aszites
- ▶ Schwangerschaft (bis 200 U/ml)
- ▶ Autoimmunerkrankungen
- ▶ Pankreatitis (bis 500 U/ml)
- ▶ Hepatitis; Leberzirrhose
- ▶ Peritonitis

Wichtig zu wissen

Obwohl CA 125 ein Tumormarker ist, kommen ansteigende Konzentrationen im Serum auch bei gutartigen Erkrankungen vor, beispielsweise steigt der CA-125-Wert bei Endometriose, Bauchfell- oder Gallenblasenentzündung oder chronischen Lebererkrankungen an.

Der Wert kann auch in der Frühschwangerschaft oder während der Menstruation erhöht sein. Dieser Wert wird daher immer im Zusammenhang mit anderen Laborwerten bewertet. Die ermittelten Werte können sich von Labor zu Labor stark unterscheiden. Außerdem gibt es tageszeitliche und saisonale Schwankungen, die nicht auf eine Krankheit hindeuten.

CA 15-3
(CA = Cancer Antigen)

Der Tumormarker CA 15-3 kommt in den Lungenbläschen (Alveolen) und in den Milchgängen der Brustdrüse vor. Bei einer Entartung von Zellen kann er jedoch auch in anderen Geweben vorkommen. Dieser Marker ist nicht spezifisch für eine bestimmte Krebsart. Ein erhöhter Wert im Blutserum erlaubt außerdem noch keine Aussage über die Gutartigkeit einer Geschwulst oder den Ort eines Tumors. Der Wert CA 15-3 spielt eine Rolle bei der Früherkennung und der Verlaufskontrolle von Tumorerkrankungen, insbesondere bei Brustkrebs. Weitere Biomarker für die Verlaufskontrolle von Brustkrebs sind die verwandten Tumormarker CA 549 (siehe S. 55) und MCA (siehe S. 57).

Wie hoch?

► Erwachsene   33 kU/l

Die Werte dieses Tumormarkers sind methoden- und laborabhängig. Es ist daher sinnvoll, sich nach den Referenzwerten des jeweiligen Labors zu richten.

Ursachen für zu hohe Werte

► Brustkrebs

► Eierstockkrebs

► Lungenkrebs

► Bauchspeicheldrüsenkrebs

► Leberkrebs

► Magenkrebs

► Leberentzündung

► Leberzirrhose

► Nierenerkrankungen

► Dialyse

CA 19-9
(Carbohydrate Antigen 19-9)

CA 19-9 ist ein Tumormarker, der auch bei Gesunden in geringen Konzentrationen im Blutserum vorkommt und aus den Geweben der Bauchspeicheldrüse, Leber, Gallenblase, Magen, Darm und Lunge stammt. Er wird zur Therapie- und Verlaufskon-trolle bei Bauchspeicheldrüsen- und Gallenwegskrebs gemessen. Auch bei Magen- und Leberkrebs kann er ermittelt werden.

Wie viel?

► Erwachsene   0–37 kU/l

Die Werte sind methoden- und laborabhängig. Es ist daher sinnvoll, sich nach den Referenzwerten des jeweiligen Labors zu richten.

Ursachen für zu hohe Werte

► Bauchspeicheldrüsenkrebs

► Gallenwegskrebs

► Bauchspeicheldrüsenentzündung

► Gallenblasen- oder Gallengangsentzündung

► Gallensteine

► Leberentzündung

► Leberzirrhose

► Mukoviszidose

CA 549
(Carbohydrate Antigen 549, Cancer Antigen 549)

Der Tumormarker CA 549 findet sich im Gewebe der weiblichen Brustdrüsen. Außerdem kann der Eiweißkörper in Darm, Gallengang, in der Blase, Leber, Lunge, Bauchspeicheldrüse, Gebärmutterschleimhaut, Prostata sowie in den Eierstöcken und Speicheldrüsen vorkommen.

Er wird zur Verlaufskontrolle von Brustkrebs verwendet. Zur Früherkennung (Suchtest) ist die CA-549-Bestimmung im Serum ungeeignet.

Weitere Biomarker für die Verlaufskontrolle von Brustkrebs sind die verwandten Tumormarker CA 125 (siehe S. 53) und MCA (siehe S. 57).

Wie viel?

► Erwachsene	0–12 kU/l

Die Werte sind methoden- und laborabhängig. Es ist daher sinnvoll, sich nach den Referenzwerten des jeweiligen Labors zu richten.

Ursachen für zu hohe Werte

► Brustkrebs
► Brusterkrankungen
► Lebererkrankungen
► Prostataerkrankungen
► Magen-Darm-Erkrankungen
► Lungenerkrankungen

► Gebärmutter- und Eierstockerkrankungen

CA 72-4
(Cancer Antigen 72-4, auch bezeichnet als TAG-72)

Der Tumormarker CA 72-4 kommt im Fötus und im Magen-Darm-Trakt vor. Die Bestimmung im Blutplasma wird überwiegend zur Verlaufskontrolle von Magen- oder Eierstockkrebs eingesetzt.

Wie viel?

► Erwachsene	0–6 kU/l

Die Werte sind methoden- und laborabhängig. Es ist daher sinnvoll, sich nach den Referenzwerten des jeweiligen Labors zu richten.

Ursachen für zu hohe Werte

► Magenkarzinom
► Eierstockkrebs
► Dickdarmkrebs
► Gallenwegskarzinom
► Bauchspeicheldrüsenkrebs
► Speiseröhrenkrebs
► Brustkrebs

- Gebärmutter(hals)krebs
- Leberzirrhose
- Entzündungen der Bauchspeicheldrüse
- Lungenerkrankungen
- rheumatische Erkrankungen
- gutartige Erkrankungen des Magen-Darm-Traktes

M2-PK
(Tumor-M2-Pyruvatkinase)

Mit 71000 Neuerkrankungen und 29000 Todesfällen pro Jahr ist Darmkrebs die zweithäufigste Todesursache bei Krebs in Deutschland. Die effektivste Früherkennungsmethode ist die Darmspiegelung.

Leider nehmen nur 2–3 Prozent aller Männer und Frauen ab 55 Jahren das Angebot der Krankenkassen an. Neben dem Nachweis von okkultem (verborgenem) Blut im Stuhl kann mithilfe des enzymimmunologischen Stuhltests „Tumor M2-PK" Darmkrebs korrekt in etwa 80 von 100 Fällen frühzeitig erkannt werden. Bei einer Tumorbildung wird das Pyruvatkinase-Isoenzym Typ M2 vermehrt gebildet. Mithilfe von Antikörpern kann der Test dies nachweisen.

Wie viel?

▶ EDTA	< 25,0 U/ml
▶ Stuhl	< 4 U/ml

Fehlerquelle: Bei Colitis ulcerosa und Morbus Crohn kann der Test falsch-positiv ausfallen.

Fachleute haben eine Empfehlung für die Darmkrebsfrüherkennung erstellt (S3-Leitlinie „Kolorektales Karzinom"). Darin wird zur Darmkrebsfrüherkennung die Darmspiegelung oder der Blutstuhltest empfohlen. Die Datenlage für den Einsatz des M2-PK-Stuhltests wird als nicht ausreichend erachtet. Allerdings wird die Leitlinie, die bereits aus dem Jahr 2008 stammt, derzeit (Ende 2015) überarbeitet.

MCA
(Mucin-like cancer-associated Antigen)

MCA ist ein Tumormarker, der zur Verlaufskontrolle von Brustkrebs eingesetzt wird. Für eine Früherkennung ist er nicht geeignet.

Wie viel?

▶ Erwachsene	0–15 kU/l

Krebsfrüherkennungsuntersuchungen

Diese Untersuchungen übernehmen die gesetzlichen Krankenkasse. Ein gezieltes Gespräch (Anamnese) und eine Beratung über das Ergebnis gehören dazu.

Organ	Zielgruppe	Verfahren	Häufigkeit
Gebärmutterhals/ Genitalorgane	Frauen ab 20 Jahre	Untersuchung des Muttermundes, Pap-Test, gynäkologische Tastuntersuchung	jährlich
weibliche Brust	Frauen ab 30 Jahre	Abtasten von Brust und der zugehörigen Lymphknoten, Anleitung zur Selbstuntersuchung der Brust	jährlich
weibliche Brust	Frauen von 50 bis 69 Jahre	je 2 Mammografien pro Brust	alle 2 Jahre
Prostata, männliche Genitale	Männer ab 45 Jahre	Abtasten der äußeren Geschlechtsorgane insbes. Tastuntersuchung der Prostata über den Enddarm und der Lymphknoten	jährlich
Darm	Frauen und Männer ab 50 Jahre	Stuhltest auf verborgenes Blut	jährlich (bis zum Alter von 54 Jahren), danach alle zwei Jahre statt Darmspiegelung
Darm	Frauen und Männer ab 55 Jahre	Darmspiegelung (alternativ zum Stuhltest)	2 Darmspiegelungen im Abstand von 10 Jahren

Die Werte im Blutplasma sind methoden- und laborabhängig. Es ist daher sinnvoll, sich nach den Referenzwerten des jeweiligen Labors zu richten.

Ursachen für erhöhte Werte

- Leberentzündung
- Leberzirrhose
- Fibroadenom (gutartige Geschwulst der Brust)
- Brustkrebs
- Eierstockkrebs
- Gebärmutterhalskrebs
- Gebärmutterkrebs
- Dickdarmkrebs
- Enddarmkrebs
- Bauchspeicheldrüsenkrebs
- Nierenkrebs
- Prostatakarzinom

Calcitonin
(Thyreocalcitonin, CT, humanes Calcitonin, hCT)

Calcitonin ist ein Hormon, das in der Schilddrüse gebildet wird und die Konzentration von Kalzium und Phosphat im Blut reguliert. Es fördert den Einbau von Kalzium in die Knochen, indem es den Kalziumspiegel im Blut senkt.

Außerdem fungiert Calcitonin im Blutserum als Tumormarker für die Diagnose und Verlaufskontrolle eines speziellen Schilddrüsenkrebses (medulläres Schilddrüsenkarzinom). Calcitonin wird auch als Medikament u.a. gegen Osteoporose oder bei tumorbedingten zu hohen Kalziumspiegeln eingesetzt.

Wie viel?

Männer	< 3 pmol/l	
	< 10 ng/l	
Frauen	< 2 pmol/l	
	< 7 ng/l	

Beim erweiterten Pentagastrin-Stimulationstest wird die Calcitonin-Konzentration künstlich erhöht. Das Testergebnis kann helfen, die Ursache eines erhöhten Calcitonin-Wertes zu ermitteln.

Ursachen für zu hohe Werte

- C-Zell-Karzinom der Schilddrüse
- Nierenschwäche
- Hypergastrinämie (zu hoher Gastrinspiegel)
- Lungenkarzinom
- Entzündungen der Schilddrüse
- Leberzirrhose

CEA
(carcinoembryonales Antigen)

Das Protein CEA kommt hauptsächlich in der Darmschleimhaut, der Bauchspeicheldrüse und der Leber vor. Bei Entzündungen dieser Organe oder bei Krebserkrankungen kann die Konzentration im Serum ansteigen. Die Bestimmung des Tumormarkers eignet sich in erster Linie für die Verlaufsbeurteilung einer Krebserkrankung und nicht zur Diagnose.

Wie hoch?

► Erwachsene (Nichtraucher)	5 µg/l
► Erwachsene (Raucher)	10 µg/l

Ursachen für zu hohe Werte

- Dickdarmtumoren
- Lebermetastasen
- Leberentzündung
- Bauchspeicheldrüsenentzündung
- Lungenentzündung
- Therapiekontrolle beim Mamma-Karzinom

Werte gelegentlich gering erhöht

- Morbus Crohn, Colitis ulcerosa
- Lungenentzündung
- Bronchitis
- Mukoviszidose
- Leberzirrhose

Der Tumormarker wird besonders zur Verlaufskontrolle von Dickdarmtumoren verwendet wird. Auch bei der Differenzialdiagnose von Lebertumoren kann er herangezogen werden.

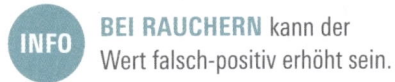 **INFO** **BEI RAUCHERN** kann der Wert falsch-positiv erhöht sein.

CgA
(Chromogranin A)

Der Tumormarker Chromogranin A eignet sich für die Erstfeststellung und zur Verlaufskontrolle von neuroendokrinen Tumoren (NET). Bioaktive Tumore können Hormone und Neurotransmitter in großen Mengen freisetzen. Bei NET, die bereits Metastasen gebildet haben, sind die CgA-Plasmaspiegel um mindestens das Dreifache des oberen Normwerts erhöht. Die Höhe des Wertes kann von Patient zu Patient stark schwanken.

Wie hoch?

> ▶ Erwachsene   2–18 U/l

Chromogranin A soll immer im selben Labor und mit demselben Messverfahren (Assay) überprüft werden. Andernfalls sind die Werte nicht vergleichbar.

Ursachen für zu hohe Werte

- ▶ endokrine Pankreas-Tumore
- ▶ Neuroblastomen
- ▶ Phäochromozytome
- ▶ Tumoren von Lunge, Prostata, Darm und Brust
- ▶ **Medikamente**

  Kortikoide (z. B. bei Entzündungen, Asthma)

  Protonenpumpenhemmer wie Omeprazol, Pantoprazol (z. B. bei Sodbrennen)

  H_2-Rezeptorantagonisten wie Ranitidin, Famotidin (z. B. bei Magen- und Zwölffingerdarmgeschwür)

Diese Magenmittel (H_2-Rezeptorantagonisten) können den Wert des Markers um den Faktor 10 erhöhen! Nach Absetzen der Medikation normalisieren sich die Werte innerhalb von etwa zwei Wochen.

INFO **SCHWANGERSCHAFT,** Morbus Parkinson, Niereninsuffizienz und Glutenallergie sowie andere Tumorerkrankungen können zu falsch-erhöhten Chromogranin-A-Werten führen. Auch Bluthochdruck und Leberinsuffizienz können den Wert erhöhen.

CYFRA 21-1
(Cytokeratinfragment 21-1)

Cytokeratine sind Eiweißstoffe, die zum Formerhalt von Zellen beitragen. Cytokeratin 19 kommt vor allem in den Drüsenzellen der Bronchialschleimhaut vor. Im Blut kann man einen Teil von Cytokeratin 19 messen, das Cytokeratin-19-Fragment (= CYFRA 21-1).

Wie viel?

> ▶ Erwachsene   < 3,0 ng/ml

Ursachen für zu hohe Werte

- ▶ Bronchialkarzinom (Empfindlichkeit 50 von 100, höhere Empfindlichkeit bei Plattenepithelkarzinomen)
- ▶ Blasenkarzinome

- Kopf-/Hals-Karzinome
- Cervix-Karzinome

Hauptsächlich wird CYFRA 21-1 zur Therapie- und Verlaufskontrolle des (kleinzelligen) Bronchialkarzinoms eingesetzt.

NSE
(Neuronenspezifische Enolase)

Der Tumormarker NSE ist ein Enzym, das im Zuckerstoffwechsel des Körpers eine bedeutsame Rolle spielt. Die Bestimmung von NSE im Blutserum wird hauptsächlich bei Lungentumoren zur Differenzialdiagnose, beim Neuroblastom oder beim Keimzelltumor des Hodens als Tumormarker eingesetzt.

Wie hoch?

▶ Erwachsene	12,5 µg/l
▶ Kinder < 1 Lebensjahr	25 µg/l

Fehlerquelle: Durch Schädigung der roten Blutkörperchen während der Untersuchung (Hämolyse) kann es zur Freisetzung des Enzyms NSE und somit zu falsch-hohen Werten kommen.

Ursachen für zu hohe Werte
maligne Erkrankungen

- kleinzelliges Bronchialkarzinom; Empfindlichkeit (Sensitivität) liegt bei > 80 %, aussagekräftigster Tumormarker für das kleinzellige Bronchialkarzinom, dient daher zur Differenzialdiagnose zum nichtkleinzelligen Bronchialkarzinom (in Kombination mit CYFRA 21-1)
- Neuroblastom
- Schilddrüsenkarzinom
- Nierenkarzinom
- Brustkrebs (Mammakarzinom)
- Hodentumor (Seminom)

gutartige Erkrankungen

- Lungenentzündung (Bronchopneumonie)
- Lungenfibrose
- Lebererkrankungen
- Creutzfeldt-Jakob-Krankheit

NMP22

(Nukleäres Matrixprotein 22, NMP22 BladderCheck Test; NMP22 Harnblasenkrebs-Test)

NMP22 ist ein Eiweiß, das auch von den Krebszellen gebildet wird, besonders relevant ist dies bei Blasenkrebs.

Der Tumormarker NMP22 im Urin wird zur Diagnose und Verlaufskontrolle des Blasenkarzinoms eingesetzt. Der Wert liefert allerdings sowohl zahlreiche falsch-positive als auch falsch-negative Ergebnisse. Er ist somit nicht sonderlich sensitiv und spezifisch. Der Marker kann aber die Wahrscheinlichkeit, die Erkrankung im Frühstadium nachzuweisen, in Kombination mit herkömmlichen Diagnostikmethoden erhöhen.

Die Zulassung für diesen Labortest erstreckt sich sowohl auf das Screening für Blasenkrebs als auch auf die Verlaufskontrolle nach einer Blasenkarzinomerkrankung. Der Tumormarker UBC (siehe im Folgenden) ist vergleichsweise empfindlicher.

Wie hoch?

▶ Ergebnis	Bewertung
▶ < 6 U/ml	negativ (kein Hinweis auf Blasenkrebs)
▶ 6–10 U/ml	grenzwertig
▶ > 10 U/ml	positiv

 INFO Positive Ergebnisse im Urin sind nicht mit einem Tumornachweis gleichzusetzen! Negative Ergebnisse bedeuten keinen Tumorausschluss!

Ursachen für zu hohe Werte

▶ Harnblasenkarzinom

Fehlerquellen: Erhöhte Werte werden auch bei Entzündungen der Harnblasenschleimhaut gefunden sowie bei Reizzuständen der Blase durch Steine, Katheteranwendung, Blasenspiegelung, Blasenoperationen oder Chemotherapie.

Aus diesen Gründen sollte dieser Test nicht für ein Tumorscreening eingesetzt werden. Falsch-positive Werte können außerdem durch eine fehlerhafte Vorbereitung des Urins (falsch oder nichtstabilisiert) auftreten.

UBC
(Urinary Bladder Cancer Antigen)

Der UCB-Antigen-Rapie-Test ist ein Schnelltestverfahren zur Blasenkarzinom-Diagnostik. Mithilfe des Tests werden die Tumor-assoziierten Zytokeratin-Fragmente 8 und 18 aus Harnblasenzellen im Urin bestimmt. Der Test ist empfindlicher als der Harnblasentumormarker NMP22.

Die Weiterentwicklung „UBC rapid POC" liefert auch quantitative Resultate (Mengenbestimmung).

Wie viel?

▶ erhöht, positiv	> 30 µg/l
▶ leicht erhöht 10–30 µg/l (Graubereich)	
▶ negativ	< 10 µg/l

Fehlerquellen: Falsch-positive Ergebnisse können auftreten durch kürzlich durchgeführte Operationen oder Biopsien, Katheteranwendungen, Infektionen des Urogenitaltrakts, Nieren- oder Blasensteinen, Spermakontamination der Probe, Schwangerschaft, Diabetes, Blutarmut, Schilddrüsenerkrankungen, erhöhte Blutfettwerte oder bei der Messung mit Morgenurin.

Ursachen für zu hohe Werte
▶ Blasenkrebs

Beta-2-Mikroglobulin
(β2-Mikroglobulin)

Das Beta-2-Mikroglobulin ist ein Proteinmarker im Blutserum, der zur Nierendiagnostik, als Verlaufsparameter bei HIV-Infektionen, bei Leukämien und Lymphomen eingesetzt wird.

Wie hoch?

▶ < 3. Lebensmonat (LM) Normwert (Blutserum)	2,8–3,4 mg/l
▶ 3. LM–1. Lebensjahr (LJ) Normwert (Blutserum)	1,8–2,2 mg/l
▶ Kinder Normwert (Blutserum)	1,4–1,6 mg/l
▶ Erwachsene Normwert (Blutserum)	0,8–2,4 mg/l
▶ > 60. Lebensjahr Normwert (Blutserum)	< 3,0 mg/l
▶ Normwert 24-h-Urin	< 300 µg/l

Ursachen für zu hohe Werte
▶ Malignome (bei Leukämien und Lymphomen gilt das Beta-2-Mikroglobulin als Prognoseparameter)

- ► Nephropathien
- ► HIV-Infektion (Werte im Serum von > 5,0 mg/l weisen auf ein hohes Risiko, innerhalb von 3 Jahren AIDS zu entwickeln, hin)
- ► Schwermetallvergiftung (Sammelurin)

SCC
(Squamous-cell-carcinoma-Antigen, Plattenepithelkarzinom-antigen)

SCC ist ein Tumormarker, der in der Schleimhaut beispielsweise der Lunge und des Gebärmutterhalses vorkommt und im Blutserum gemessen werden kann.

Wie viel?

► Erwachsene	0 – 3,0 µg/l

Ursachen für zu hohe Werte
gutartige Erkrankungen

- ► Schuppenflechte
- ► Ekzeme
- ► Nierenschwäche
- ► Leberzirrhose
- ► Bauchspeicheldrüsenentzündung
- ► Bronchitis
- ► Tbc

bösartige Erkrankungen
- ► Gebärmutterhalskrebs
- ► Lungenkrebs
- ► Analkrebs
- ► Peniskarzinom
- ► Speiseröhrenkrebs
- ► Karzinome im Kopf-Nacken-Bereich

Telomerase

Telomerase ist ein Enzym des Zellkerns und verhindert bei der Zellteilung die Verkürzung der Endstücke der Chromosomen. Die Bestimmung der Telomerase im Blutserum kann als Tumormarker eingesetzt werden, denn in normalen Zellen ist die Telomerase inaktiv. Das Enzym ist während der Embryogenese aktiv, wird aber nach der Geburt abgeschaltet. Zellen mit aktiver Telomerase sind daher u. a. Zellen der Keimbahn, Embryonalzellen und Tumorzellen. Der Einsatz der Telomerase als Urinmarker für die Diagnostik des Harnblasenkrebses wird derzeit diskutiert.

Ursachen für zu hohe Werte
- ► Harnblasenkarzinom

Entzündungswerte

Bei einer Entzündung versucht sich der Körper gegen Angreifer, beispielsweise Bakterien, zu wehren und setzt Abwehrstoffe frei. Die Zahl der weißen Blutkörperchen (Leukozyten) steigt an, die Blutsenkungsgeschwindigkeit verändert sich. Diese und weitere Entzündungswerte sind bei bakteriellen oder viralen, aber ebenso im Falle von rheumatischen oder Autoimmunerkrankungen wichtig.

ANA
(Antinukleäre Antikörper)

Antikörper sind spezielle Abwehrproteine, die im Blut sowie auch in anderen Körperflüssigkeiten zu finden sind. Antikörper richten sich zumeist gegen Krankheitserreger und Fremdgewebe. Wenn sie sich jedoch gegen eigene Gewebestrukturen richten, werden sie Autoantikörper genannt. ANA sind eine besondere Form von Autoantikörpern, die gegen körpereigene Zellkerne gerichtet sind. Diese können bei Autoimmunerkrankungen im Blut vorkommen. Gebildet werden sie von B-Lymphozyten. Bei Autoimmunerkrankungen erkennt der Körper sich selbst als „fremd" und attackiert bestimmte Organe. Bei Autoimmunerkrankungen kommt es zu Entzündungsreaktionen in Organen und anderen Körpergeweben. Werden ANA im Blut nachgewiesen, kann dies ein Hinweis auf eine Autoimmunerkrankung sein. Ein wichtiges Diagnosekriterium ist dabei die Menge der Autoantikörper im Blut, die in „Titerstufen" angegeben wird. Die letzte Verdünnungsstufe, bei der ein positiver ANA-Nachweis noch möglich ist, entspricht der ANA-Konzentration im Blut.

Ein hoher Titer (z. B. 1 : 1280) weist darauf hin, dass trotz einer hohen Verdünnung der ANA-Nachweis möglich ist. Somit liegt eine hohe Konzentration der Antikörper im Blut vor.

Gemessen wird ANA unter anderem bei der rheumatoiden Arthritis und bei Kollagenosen (Lupus erythematodes, Sjögren-Syndrom, Sklerodermie).

Je nach Verdachtsdiagnose werden neben den allgemeinen Entzündungsparametern wie Blutsenkung und CRP (C-reaktives Protein) auch die erkrankungstypischen Autoantikörper und deren Untergruppen (ANA-Subsets) im Blut bestimmt. Bei einem positiven ANA-Nachweis werden auch die ENA (Antikörper gegen extrahierbare nukleäre Antigene) bestimmt. Die weitere Untersuchung liefert dann Hinweise darauf, welche Autoimmunerkrankung vorliegen kann.

Positive ANA sind aber kein Beweis für eine Autoimmunerkrankung. Bei über 60-jährigen Personen können schwach positive ANA-Befunde (niedrige Titerstufen) in bis zu 15 Prozent der Fälle vorkommen, ohne dass eine Erkrankung vorliegt.

ANA können auch bei Virusinfekten, Leberzirrhose, Knochenmarkentzündung und Tuberkulose auftreten. Zu den antinukleären Antikörpern gehören unter anderem:

- ▶ **ds-DNA-Antikörper:** Lupus erythematodes
- ▶ **RNP/Sm-Antikörper:** Lupus erythematodes, Sjögren-Syndrom, Sklerodermie
- ▶ **Sm-Antikörper:** Lupus erythematodes
- ▶ **SSA-/SSB-Antikörper:** Sjögren-Syndrom
- ▶ **Scl-70-Antikörper:** Sklerodermie
- ▶ **CENP-B-Antikörper:** Sklerodermie
- ▶ **Histon-Antikörper:** Lupus erythematodes
- ▶ **PM-Scl-100-Antikörper:** Polymyositis-Sklerodermie-Überlappungssyndrome
- ▶ **U1-snRNP-70-Antikörper:** Lupus erythematodes, Mischkollagenose

ANA
(Anti-Neutrophilen-Cytoplasma-Antikörper)

Diese Autoantikörper sind gegen Bestandteile (Granula) im Zellplasma von neutrophilen weißen Blutkörperchen gerichtet. Man kann bei AN-CA ein diffuses (cANCA) von einem perinukleären Muster (pANCA) unterscheiden. Sie treten fast ausschließlich bei Erkrankungen aus der Gruppe der Vaskulitiden (Blutgefäßentzündungen) auf.

Wie hoch?

▶ Referenzwert	negativ

Bei einem Teil der Patienten normalisieren sich die Antikörpertiter im Blut unter wirksamer Behandlung. Damit sind die ANCA die einzigen Antikörper bei den Rheumaerkrankungen, an denen man zumindest teilweise ein Ansprechen auf eine Therapie feststellen kann.

Ursachen für einen positiven Befund

▶ rheumatoide Arthritis

▶ Arthritis (Gelenkentzündung)

▶ Churg-Strauss-Syndrom (pANCA 65 %, cANCA 10 %)

▶ Wegener-Granulomatose (v. a. cANCA)

▶ Herzinnenhautentzündung

▶ Leberentzündung

▶ Morbus Kawasaki

▶ Colitis ulcerosa

▶ Morbus Crohn

▶ Leberzirrhose (Primär-biliäre Zirrhose)

▶ Amöbenruhr

Blutsenkungsgeschwindigkeit
(BSG)

Die Blutsenkungsgeschwindigkeit wird meist nach der Westergren-Methode bestimmt. Hierfür wird Blut mit Natriumzitratlösung versetzt, um zu verhindern, dass es gerinnt. Das Gemisch wird in ein Glasröhrchen mit Millimetereinteilung gefüllt und senkrecht aufgestellt. Die festen Bestandteile des Blutes sinken der Schwerkraft folgend nach unten. Nach ein oder zwei Stunden wird die Höhe der Säule des Blutplasmas abgelesen und in Millimeter angegeben. Die Geschwindigkeit des Herabsinkens der festen Bestandteile hängt von der Zusammensetzung der Plasmaproteine ab. Sind vermehrt Stoffe vorhanden, die Blutzellen miteinander verbinden, so sinken die Aggregate schneller als die Einzelzellen.

Die Blutsenkungsgeschwindigkeit ist dann erhöht.

Wie hoch?
Normalwert nach einer Stunde

▶ Männer bis 50 Jahre	< 15 mm
▶ Männer über 50 Jahre	< 20 mm
▶ Frauen bis 50 Jahre	< 20 mm
▶ Frauen über 50 Jahre	< 30 mm

Ursachen für erhöhte Werte
▶ Entzündungen

▶ Tumore

▶ Autoimmunerkrankungen

▶ Rheumatische Erkrankungen

▶ Blutarmut

▶ Leukämie

Fehlerquellen: Falsch hohe Werte können bei gesunden Frauen vor der Monatsblutung, in der Schwangerschaft oder durch die Einnahme oraler Kontrazeptiva („Pille") auftreten. Auch eine Blutarmut oder Leukämie kann die BSG erhöhen.

Der BSG-Wert ist als Hinweis auf eine Entzündung nur mäßig geeignet, da zahlreiche Faktoren zu einer Veränderung führen können. Um akute Entzündungen festzustellen, sollten noch weitere Parameter bestimmt werden.

Calprotectin
(L1-Protein, humanes Leukozyten-protein, MRP-8/14, Calgranulin (A und B), Zystische-Fibrose-Antigen (CFA)

Calprotectin ist ein Diagnostikmarker und Aktivitätsmarker für chronisch-entzündliche Darmerkrankungen.

Calprotectin ist ein kalzium- und zinkbindendes Protein mit antimikrobiellen Eigenschaften. Es ist ein Bestandteil von neutrophilen Granulozyten und Monozyten. Die Calprotectin-Konzentration im Stuhl lässt einen Rückschluss über das Ausmaß von entzündlichen Darmerkrankungen wie Morbus Crohn oder Colitis ulcerosa zu. Mit einer Bestimmung von Calprotectin aus der Stuhlprobe ist eine Unterscheidung von entzündlichen Darmerkrankungen und dem Reizdarmsyndrom (funktionelle Dyspepsie) möglich.

Wie viel?

▶ Mittelwert	10–31 µg/g Stuhl

Mögliche Ursache: Gesunde Patienten mit funktionellen Darmstörungen

▶ Mittelwert	40–240 µg/g Stuhl

Mögliche Ursache: Tumore

▶ Mittelwert	62–320 µg/g Stuhl

Mögliche Ursache: Morbus Crohn

▶ Mittelwert	151–167 µg/g Stuhl

Mögliche Ursache: Colitis ulcerosa

Ursachen für zu hohe Werte

▶ chronisch-entzündliche Darmerkrankungen (Morbus Crohn, Colitis ulcerosa)

▶ Darminfektionen

▶ Neoplasien

▶ Mukoviszidose

Werte können bei **Säuglingen und Kleinkindern** ohne Bedeutung erhöht sein.

CCP-AK
(Anti-CPP, Antikörper gegen cyclische citrullinierte Proteine, ACP)

Eine der wichtigsten Entdeckungen auf dem Gebiet der Rheumadiagnostik in den letzten Jahren war die Charakterisierung der Autoantigene bei der rheumatoiden Arthritis, die die Aminosäure Citrullin enthalten. Autoantigene sind körpereigene Stoffe, gegen die das Immunsystem eine Abwehrreaktion auslöst. Der CCP-Antikörper ist in der Diagnostik der rheumatoiden Arthritis spezifischer (ca. 96 %) als der Rheumafaktor (60–80 %). CCP-AK sind zu fast 80 von 100 Fällen bereits in frühen Erkrankungsstadien nachweisbar, gemessen in internationalen Einheiten (internat. unit, IU). Patienten, die neben einem Rheumafaktor einen positiven CCP-AK haben, neigen zu einem schwereren Krankheitsverlauf.

Wie hoch?

▶ Referenzwert	< 20 IU/ml

CRP
(C-reaktives Protein)

Das Plasma-Eiweiß CRP ist ein Teil des körpereigenen Abwehrsystems. Es wird vor allem in der Leber produziert. CRP attackiert feindliche Zellen, schädliche Stoffe oder körpereigene Zellen, die eliminiert werden müssen. Dies tut CRP nicht selber, aber es macht die schadhaften Zellen für

Fresszellen (Phagozyten, spez. weiße Blutkörperchen) „interessanter".

Der CRP-Spiegel im Blut ist bei Infektionen, Entzündungen und Gewebeschäden erhöht. Der Wert steigt bei akuten Entzündungen innerhalb von Stunden um das 10- bis 1000-Fache an und fällt rasch wieder ab, wenn die Entzündung vorbei ist.

Leicht erhöhte Werte (< 50 mg/l) können bereits durch lokale Entzündungen, bei Virusinfekten oder auch bei kleineren Gewebeschäden auftreten.

Ein veränderter Wert im Serum erlaubt allerdings noch keinen Rückschluss darauf, welche Erkrankung vorliegt oder welches Organ betroffen ist. Er zeigt lediglich an, dass der Körper auf eine Entzündung reagiert. Außerdem kann der Wert als Marker dienen, ob eine antientzündliche Therapie, beispielsweise bei Rheuma, wirksam ist. Der Wert kann darüber hinaus dazu dienen, um das Risiko für Herz-Kreislauf-Krankheiten oder die Prognose bei Patienten nach einem Herzinfarkt abzuschätzen (hs-CRP).

Ist der CRP-Wert normal, schließt das das Vorhandensein chronischer, systemischer Entzündungen im Körper nicht aus. Deshalb ist der CRP-Wert im Niedrigbereich, der hochsensitive (hs-)CRP, bedeutsam. Bei hs-CRP-Werten unter 1 mg/l ist das Risiko für Herzinfarkte, Schlaganfälle oder Angina Pectoris gering, im Bereich von 1 bis 3 mg/l durchschnittlich, bei 3 bis 10 mg/l hoch.

Wie viel?

▶ Erwachsene + Kinder	< 5 mg/l
▶ Neugeborene	< 1 mg/l

Ursachen für zu hohe Werte

Leichte Erhöhung (10–50 mg/l)

- ▶ lokale Entzündungen (Abszesse, vereiterte Wunden)
- ▶ leichtere Entzündungen (Bronchitis, Harnwegsinfekte)
- ▶ Herzinfarkt
- ▶ Schlaganfall
- ▶ Venenthrombosen
- ▶ maligne Tumoren
- ▶ Tabakkonsum
- ▶ extreme sportliche Anstrengung

Starke Erhöhung (über 50 mg/l)

- ▶ Blutvergiftung (Sepsis)
- ▶ Meningitis (bakterielle Hirnhautentzündung)

- Lungenentzündung
- Bauchspeicheldrüsenentzündung
- schwere Operationen
- rheumatische Erkrankungen (aktiv)
- Morbus Crohn (aktiv)
- Multiples Myleom
- Morbus Hodgkin

RF
(Rheumafaktor, IgM-RF)

Der Rheumafaktor gehört zu den Immunglobulinen IgM, IgG, IgA oder IgE. Hierbei handelt es sich um Autoantikörper gegen den Fc-Teil von Immunglobulinen. Der Rheumafaktor ist Teil der Rheumadiagnose. Lange Zeit galt der Rheumafaktor (RF) als der wichtigste Marker für die rheumathoide Arthritis. Ein positiver RF liegt altersabhängig auch bei 5 bis 15 Prozent der gesunden Normalbevölkerung vor.

Grob gesprochen bedeutet dies, dass ein positiver Rheumafaktor die Wahrscheinlichkeit, das eine rheumatische Erkrankung vorliegt, erhöht. Gleichzeitig ist es aber auch so, dass ein negativer Faktor die Krankheit nicht ausschließen kann.

Wie hoch?

► Normalwert	0 – 20 IU/ml
► positiv	> 30 IU/ml

In den 2010 von der EULAR (European League against Rheumatism) und dem ACR (American College of Rheumatology) veröffentlichten Klassifikationskriterien für die rheumatoide Arthritis (RA) hat die Bestimmung der Faktoren CRP/BSG, Rheumafaktor und ACPA stark an Gewicht zugenommen. Allerdings weisen bis zu 30 Prozent der Patienten mit rheumatoider Arthritis einen negativen Rheumafaktor auf.

Wichtig für die Behandlung

Eine **Therapie** beeinflusst den Rheumafaktor nicht wesentlich. Er ist hier also kein Prognosekriterium für die Wirksamkeit. Eine Infektion kann den Rheumafaktor in den Normalbereich senken.

Wie hoch?

► Gesunde < 60 Jahre	1–4 von 100
► Gesunde > 60 Jahre	5–12 von 100

Ursachen für erhöhte Werte

Hier die Wahrscheinlichkeiten, mit denen der Rheumafaktor bei bestimmten Erkrankungen erhöht ist:

- ▶ rheumatoide Arthritis:
  70–80 von 100
- ▶ primäres Sjögren-Syndrom:
  55 von 100
- ▶ systemischer Lupus erythematodes (SLE): 15–35 von 100
- ▶ Sklerodermie: 20–30 von 100
- ▶ Mixed connective tissue disease (MCTD): 50–60 von 100
- ▶ Polymyositis: 26 von 100
- ▶ juvenile chronische Arthritis (JCA): 10–15 von 100
- ▶ chronische Hepatitis, PBC:
  15–70 von 100

Neben dem Rheumafaktor-IgM-Wert existieren noch die Rheumafaktor-IgA- und sowie IgG-Werte.

RF-IgA können unter anderem erhöht sein bei Henoch-Schönlein Purpura (in über der Hälfte der Fälle RF-IgA positiv und RF-IgM negativ), bei rheumatischen Erkrankungen (steht im Zusammenhang mit der Krankheitsaktivität) und bei Knochenerosionen (Prognosemarker).

RF-IgG kann erhöht sein bei rheumatischen Erkrankungen (steht im Zusammenhang mit der Krankheitsaktivität) und Vaskulitis (sehr hohe Konzentrationen).

Werte bei verschiedenen **Krankheiten**

Glukosestoffwechsel

Die Bestimmung des Zuckerwertes gehört mit Sicherheit zu den häufigsten Bestimmungen in der Arztpraxis und der Apotheke. Sechs Millionen Menschen in Deutschland leiden an Diabetes (Zuckerkrankheit), 27 Prozent von ihnen messen regelmäßig ihren Blutzucker.

Bei kaum einer Erkrankung ist eine regelmäßige Verlaufskontrolle so wichtig wie beim Diabetes. Ist der Glukosespiegel zu hoch, leiden die Organe darunter, ist er zu niedrig, ist das für den Patienten akut lebensgefährlich.

Die Erkrankung: Diabetes mellitus

Etwa sechs Millionen Deutsche haben Diabetes mellitus, davon 95 von 100 einen Typ-2-Diabetes. Berücksichtigt man auch das Frühstadium der Erkrankung, erkennt man eine regelrechte Epidemie. Nach dem Ergebnis der KORA-Studie (Kooperative Gesundheitsforschung in der Region Augsburg) bei rund 1500 Männern und Frauen zwischen 55 und 74 Jahren hat fast jeder 2. Mann dieser Altersgruppe und jede 3. Frau Diabetes oder eine Glukosestoffwechselstörung.

Typ-1-Diabetes wurde früher als jugendlicher oder juveniler Diabetes bezeichnet. Der Grund für die Entstehung ist eine Zerstörung der Insulin produzierenden Betazellen in den Langerhans-Inseln der Bauchspeicheldrüse. Am höchsten ist die Neuerkrankungsrate bei Kindern zwischen 11 und 13 Jahren.

Typ-2-Diabetes wurde früher als nichtinsulinabhängiger oder Altersdiabetes bezeichnet. Das ist veraltet, da auch viele Jugendliche, meist übergewichtige Jugendliche, darunter leiden können. Bei einem Typ-2-Diabetes liegen meist zwei Störungen gleichzeitig vor: ein Insulinmangel, da die Bauchspeicheldrüse nicht mehr ausreichend Insulin produziert, und eine Insulinresistenz, bei der Körperzellen schlechter auf Insulin ansprechen.

Insbesondere die Insulinresistenz ist stark mit Übergewicht verbunden. Daher kann eine Lebensstiländerung und eine Diät zur Behandlung des Typ-2-Diabetes ausreichend sein. Zusätzlich gibt es verschiedene Arzneistoffgruppen, die z. B. die Insulinfreisetzung erhöhen oder die Insulinwirkung in den Muskeln und im Fettgewebe verbessern.

Sonderformen des Diabetes
Schwangerschaftsdiabetes
(Gestationsdiabetes): Die Grenzen für die Glukosetoleranz-Störung sind nicht einheitlich definiert und orientieren sich mehr am Risiko der Mutter, nach der Geburt einen manifesten Diabetes mellitus zu entwickeln. Gestationsdiabetes (GDM) nimmt weltweit zu und ist eine der häufigsten Schwangerschaftskomplikationen. Zwei von hundert Schwangeren erkranken an der Stoffwechselstörung.

MODY: Vom MODY-Diabetes („Maturity Onset Diabetes of the Young" = Altersdiabetes bei jungen Menschen) sind etwa 1–2 von 100 Diabetespatienten betroffen. Er entsteht durch genetische Defekte des Glukosestoffwechsels.

LADA: Ein latent insulinpflichtiger Diabetes mellitus im Erwachsenenalter (Latent Autoimmune Diabetes in Adults).

JODA (Juvenile-Onset Diabetes of the Adults): So bezeichnet man einen ab dem 40. Lebensjahr auftretenden Diabetes vom Typ 1.

Diabetiker leiden vor allem unter den Langzeitfolgen ihres zu hohen Blutzuckerspiegels. Insbesondere Typ-2-Diabetiker haben ein 3-mal so großes Risiko, einen Herzinfarkt zu bekommen, wie Gesunde. Mitverantwortlich dafür sind neben einem häufig erhöhten Blutdruck und einer Fettstoffwechselstörung die Dauer der Erkrankung und die Qualität der Blutzucker/HbA$_{1c}$-Einstellung.

Unterschiedliche Messmethoden
Man unterscheidet die Messung im Urin und im **Blutplasma**. Ist die Glu-

kosekonzentration im Plasma höher als etwa 180 mg/dl Plasma (10 mmol/l), kommen die Nierenzellen mit der Wiederaufnahme des Zuckers nicht nach, und der Zucker lässt sich im ausgeschiedenen Harn nachweisen. Ein Test im Urin kann also immer nur einen zu hohen Wert nachweisen. Die Nierenschwelle steigt mit dem Alter und kann in der Schwangerschaft verringert sein. Im Tagesverlauf schwankt der Blutzuckerwert je nach Nährstoffversorgung, Stress sowie körperlicher Belastung zwischen 60 und 140 mg/dl.

Wie viel?

Für die Messung des Blutzuckers wird Kapillarblut verwendet. Die Messungen werden auf die Plasmaglukosekonzentration umgerechnet. Bei der Bestimmung des Nüchternblutzuckerwertes sollte der Betroffene vorher zehn bis zwölf Stunden nichts gegessen haben.

Referenzbereiche für die Glukosekonzentration im Blutplasma

Die Angaben beziehen sich auf eine Messung der Glukosekonzentration im Blutplasma laut Leitlinie der Deutschen Diabetes-Gesellschaft (DDG). Die Messung sollte nüchtern erfolgen.

Referenzwert

▶ < 100 mg/dl (5,4 mmol/l)

Folgende Werte geben einen Hinweis auf einen möglicherweise bestehenden Diabetes:

▶ 100–126 mg/dl (5,4–7 mmol/l)

Diese Werte weisen auf einen vorliegende Diabetes hin:

▶ > 126 mg/dl (über 7 mmol/l)

Bei Gelegenheitsmessungen in der Apotheke sind die Patienten meist nicht nüchtern, haben also z. B. bereits gefrühstückt. Bei solchen Messungen deuten erst Werte von über 200 mg/dl (11,1 mmol/l) auf eine Diabeteserkrankung hin.

oGTT

Der orale Glukosetoleranztest, kurz oGTT wird angewendet, um eine gestörte Glukoseverwertung nachzuweisen. Er wird morgens zwischen 8:00 und 9:00 Uhr nüchtern durchgeführt.

WAS BEDEUTET NÜCHTERN?
8–12 Stunden keine Kalorienzufuhr

▶ kein Nikotin
▶ keinen Tee
▶ keinen Kaffee
▶ keine anderen Getränke außer Wasser

Um ein aussagekräftiges Ergebnis zu erhalten, muss der Patient an den drei vorangegangenen Tagen mehr als 150 g Kohlenhydrate pro Tag zu sich genommen haben. Es werden folgende Messvorgänge durchgeführt:

1 0 min: Blutentnahme zur Glukosebestimmung (Kapillarblut oder venöses Blut)

2 Anschließend Gabe von einem großen Glas einer vorgeschriebenen Zuckerlösung (75 g Glukose/ 250–300 ml Wasser).
Die Flüssigkeit muss innerhalb von 5 Minuten getrunken werden.

3 120 min: Erneute Blutentnahme zur Glukosebestimmung (Kapillarblut oder venöses Blut)

Eine Plasmaglukosekonzentration von > 200 mg/dl (> 11,1 mmol/l) nach zwei Stunden beweist einen Diabetes mellitus.

Fehlerquellen

1 Die größte Fehlerquelle ist die falsche Codierung des Messgerätes. Der Code der Teststreifen muss vor **jeder** Messung geprüft werden.

2 Finger quetschen: Dadurch verdünnen Sie die Blutprobe mit Gewebeflüssigkeit und verfälschen die Werte.

3 Zu langsam gearbeitet: Blut kann gerinnen.

4 Desinfektionsmittel benutzt: Alkoholhaltige Desinfektionsmittel verfälschen die Werte und verursachen unnötiges Brennen.

5 Mangelnde Hygiene: Schmutzige Hände des Patienten oder Zuckerreste

6 Bei photometrischen Geräten: Optik verschmutzt oder direkte Sonneneinstrahlung bei der Messung

Einheit ist länderabhängig
Die Blutzuckerkonzentration wird in vielen Ländern in der Einheit Millimol pro Liter (mmol/l) angegeben. In Deutschland ist die Angabe der Einheit regional unterschiedlich, entweder als Milligramm pro Deziliter

(mg/dl) oder in Millimol pro Liter. Die Umrechnung erfolgt nach folgender Formel:

▸	1 mmol/l = 18,0182 mg/dl
▸	1 mg/dl = 0,0555 mmol/l

HbA$_{1c}$

Zurück in die Vergangenheit
Der Blutzuckerwert ist lediglich eine Momentaufnahme der Stoffwechsellage. Als „Zuckergedächtnis" eignet sich die Bestimmung des HbA$_{1c}$-Wertes.

Namensgebung des Wertes
Hb Abkürzung für den roten Blutfarbstoff Hämoglobin

A Typisierung des Hämoglobins

1 gibt an, dass das Hämoglobin mit Zucker verbunden ist

c kennzeichnet die Stelle am Hämoglobin, an der der Zucker im Molekül gebunden ist

Zirkuliert zu viel Glukose im Blut, bindet sich der Zucker dauerhaft an den Blutfarbstoff Hämoglobin in den roten Blutkörperchen. Dieser „verzuckerte" (glykolisierte) Anteil des Hämoglobins wird auch als Glykohämoglobin (GHb) oder HbA$_{1c}$ bezeichnet. Ist der Blutzuckerwert über einen längeren Zeitraum erhöht, steigt auch der HbA$_{1c}$-Wert an. Ein rotes Blutkörperchen hat eine Lebenserwartung von etwa 120 Tagen, so lange bleibt somit auch der HbA$_{1c}$ erhöht. Kurzfristige Schwankungen beeinflussen den Wert nicht, deshalb

Was sagt der Blutzuckerspiegel aus?

	Referenzbereich	Verdacht	Diabetes mellitus
nüchtern	unter 98 mg/dl	100 bis 126 mg/dl	über 126 mg/dl
	unter 5,4 mmol/l	5,4 bis 7 mmol/l	über 7 mmol/l
2 Stunden nach Mahlzeit	unter 140 mg/dl	140 bis 200 mg/dl	über 200 mg/dl
Blut aus Fingerbeere	unter 7,8 mmol/l	7,8 bis 11,1 mmol/l	über 11,1 mmol/l

ist er für die Kontrolle der langfristigen Therapieerfolge geeignet.

Die aktuellen Leitlinien (S 3), die die Fachgesellschaft für die Behandlung aufgestellt hat, empfehlen, den HbA$_{1c}$-Zielwert individuell zu vereinbaren und dabei in der Regel einen HbA$_{1c}$-Zielwert im Bereich unter 7,5 % anzustreben. Der Wert soll einmal pro Quartal bestimmt werden.

Der passende, individuelle HbA$_{1c}$-Zielwert ist immer ein Kompromiss.

Erstes Therapieziel ist selbstverständlich, gesundheitliche Diabetesschäden möglichst zu vermeiden. Mit diesem Ziel vor Augen, sollte der HbA1c-Zielwert eher niedriger gewählt werden.

Auf der anderen Seite steht das Risiko für Unterzuckerungen und deren Folgen – daher soll der Wert nicht zu niedrig gewählt werden. Es gilt die Warnung: Nicht zu tief senken! Jede Unterzuckerung kann lebensbedrohlich sein und steigert das Risiko für Herzinfarkte und Schlaganfälle!

Und der dritte Aspekt, der bei der passenden Wahl eine Rolle spielt: Die Behandlung muss sich immer noch so gestalten lassen, dass der betroffene Patient sie auch wirklich sicher durchführt.

HbA$_{1c}$-Werte (im Vollblut)

► gute Einstellung	< 6,5 %
► grenzwertige Einstellung	6,5–7,5 %
► schlechte Einstellung	> 7,5 %

Aus dem HbA$_{1c}$-Wert lässt sich der durchschnittliche Blutzuckerwert errechnen:

► Durchschnittlicher Blutzuckerspiegel (mg/dl) = 35,6 x HbA$_{1c}$ (%) – 77,3

Leider existiert keine Standardmethode zur Bestimmung des HbA$_{1c}$-Wertes. Die Ergebnisse unterschiedlicher Messmethoden sind nicht miteinander vergleichbar. Erschwerend kommt hinzu, dass eine Umstellung auf die Einheit mmol/mol erfolgen soll.

► Wert (mmol/mol) = (Prozentwert – 2,15) x 10,929	
► 4,5 % entspricht	26 mmol/mol
► 6 % entspricht	42 mmol/mol
► 6,5 % entspricht	48 mmol/mol
► 7 % entspricht	53 mmol/mol
► 7,5 % entspricht	58 mmol/mol
► 8 % entspricht	64 mmol/mol

Messempfehlungen

Menschen mit Typ-1-Diabetes sollen mindestens 4-mal täglich (vor dem Essen und vor dem Zu-Bett-Gehen) eine Blutglukoseselbstmessung durchführen.

Eine Blutglukosekontrolle nach dem Essen sollte erwogen werden, wenn Unterschiede zwischen den vereinbarten HbA_{1c}-Zielwerten und den entsprechenden vor dem Essen gemessenen Blutglukosewerten einer Abklärung bedürfen. Orientierungswerte hinsichtlich der Blutglukosewerte nach dem Essen (1,2 Std., kapillar) sind 130–160 mg/dl bzw. 7,2–8,9 mmol/l.

 TIPP FÜR DIE SELBSTMESSUNG
Achten Sie darauf, dass der Blutstropfen für die Blutzuckermessung ausreichend groß ist. Dies ist bei den heutigen Teststreifen praktisch kein Problem mehr, da diese nur noch sehr geringe Mengen an Blut für die Messung benötigen (weniger als 1–5 µl – das sind bis fünf Millionstel eines Liters). Trotzdem sollten Sie die Einstichstelle nie quetschen, sondern nur – falls erforderlich – die Hand leicht von der Handfläche bis zur Fingerkuppe massieren. Durch zu starkes Quetschen pressen Sie nämlich Gewebeflüssigkeit aus, die das Messergebnis dann verfälscht. Aus warmen, gut durchbluteten Händen erhalten Sie leichter einen Blutstropfen für die Messung. Daher sollten Sie eventuell die Hände vorher warm waschen und schüttelnd nach unten halten. Der Zucker kann sofort mit dem ersten Blutstropfen gemessen werden. Die Entnahme von Kapillarblut kann auch aus der seitlichen Fingerbeere oder aus dem Ohrläppchen erfolgen. In der Mitte der Fingerkuppe sind mehr Nervenendigungen lokalisiert als seitlich. Somit ist die Entnahme dort schmerzhafter.

INFO **TIPPS FÜR DIABETIKER**
Vitamin D ist wichtig! Patienten mit Diabetes und neuropathischen Schmerzen weisen häufig zu niedrige Vitamin D-Konzentrationen auf. Vitamin D ist eine neurotrophe Substanz, die für die Funktion von Nerven und Muskeln benötigt wird.
Die individuelle Dosierung richtet sich nach den Blutspiegeln und liegt in aller Regel höher als die klassischen Empfehlungen (400 IE). Um den gewünschten Blutspiegel (40–70 µg/l bzw. 100–175 nmol/l) zu erreichen und auch zu

behalten, sind je nach Ausgangswert meist Tagesdosierungen von 2 500–5 000 IE erforderlich. Sprechen Sie hierüber mit Ihrem Arzt oder Apotheker, wenn Sie mehr wissen möchten.

▶ **Gemüsesäfte meiden!** Besonders in der Laienliteratur wird geraten, bei Diabetes und/oder Nierenerkrankungen zur Basentherapie Gemüsesäfte einzusetzen. Im Bezug auf den Kaliumgehalt ist dies bedenklich: Mit 1 Liter Gemüsesaft nimmt man bis zu 600 mg Kalium auf! Problematisch ist dies, da viele Diabetiker eine eingeschränkte Nierenfunktion haben. Sie können Mineralien wie Kalium nicht vollständig ausscheiden. Die Gefahr durch die Ansammlung des Minerals besteht u. a. in Herzrhythmusstörungen.

▶ **Nie ohne Glukose aus dem Haus:** Um bei einer Unterzuckerung (Hypoglykämie) rasch den Glukosespiegel anzuheben, sollte jeder Diabetiker ausreichend rasch verfügbare Kohlenhydrate bei sich haben – IMMER! Dazu sind Täfelchen mit Traubenzucker oder, noch besser, ein Glukose-Gel zum Schlucken geeignet. Beides erhalten Sie in der Apotheke.

Therapie der Unterzuckerung

▶ **Milde Hypoglykämie, typische Symptome und geringe Blutglukosekonzentration, Selbsttherapie möglich):**
20 g Kohlenhydrate vorzugsweise in Form von Glukose (1 Tube Gel, beispielsweise Jubin®, enthält 40 g Glukose)
Diese Maßnahme soll nach 15 Minuten wiederholt werden, wenn die Blutglukosekonzentration weiter gering (50–60 mg/dl bzw. 2,8–3,3 mmol/l) bleibt.

▶ **Schwere Hypoglykämie, Selbsttherapie nicht möglich, Patient bei Bewusstsein:**
30 g Kohlenhydrate in Form von Glukose
Diese Maßnahme soll nach 15 Minuten wiederholt werden, wenn die Blutglukosekonzentration weiter gering (50–60 mg/dl bzw. 2,8–3,3 mmol/l) bleibt.

▶ **Schwere Hypoglykämie, Selbsttherapie nicht möglich, Patient ohne Bewusstsein:**
In diesem Fall sollte der Patient in die stabile Seitenlage gebracht und sofort der Notarzt gerufen werden. Verabreichen Sie keine Flüssigkeit oder Speisen.

**BLUTZUCKERSPIEGEL
IN BEWEGUNG**

► 1 IE schnellwirkendes
(ALT-)Insulin

► senkt den Blutzucker um ca. 2 mmol/l
[=40 mg/dl]

► in der Zeit von 22–4 Uhr nachts
beträgt pro 1 IE die Senkung 4 mmol/l
[70 mg/dl]

► 1 BE (Broteinheit) Kohlenhydrate
[entspricht 12 g Traubenzucker]
erhöht den Blutzucker um
ca. 2 mmol/l [40 mg/dl]

Hände weg von Wundermitteln

Das Internet ist voll von Heilversprechen für nahezu alle Erkrankungen.

Besonders gilt dies für chronische und weitverbreitete Erkrankungen. Im Zusammenhang mit Diabetes wird immer wieder zu Präparaten mit Zimt geraten.

Die Deutsche Diabetes-Gesellschaft und die Deutsche Pharmazeutische Gesellschaft sprechen sich gegen die Anwendung von Zimtpräparaten zur Behandlung des Typ-2-Diabetes aus. Auch das Bundesinstitut für Arzneimittel und Medizinprodukte warnt und ist der Auffassung, dass Zimt den Charakter eines Arzneimittels habe. Dies gilt natürlich nicht für die Anwendung in geringen Mengen als Gewürz.

Blutfette

In Deutschland sterben die meisten Menschen an einer Erkrankung des Herzens und der Gefäße. Ein wesentlicher Faktor bei der Entstehung von Arterienverkalkung ist ein erhöhter Cholesterinspiegel.

Je früher erkannt wird, dass „im Blut zu viel Fett ist", desto mehr Schaden kann verhindert werden. Etwa jeder zweite Mensch in Deutschland hat einen Cholesterinwert von über 200 mg/dl. Bei jedem 10. davon ist die Störung angeboren. Ein erhöhter Fettgehalt im Blut macht keine Beschwerden. Viele Betroffene wissen deshalb gar nicht, dass ihr Cholesterinspiegel zu hoch ist. Erst wenn Ablagerungen in den Gefäßen die Organe schädigen, können Symptome auftreten.

Der Körper bildet fast das gesamte benötigte Cholesterin selbst (ca. 90 %), den Rest nimmt er mit der Nahrung auf. Dies erklärt, warum Diäten im Hinblick auf den Cholesterinspiegel meist nur einen geringen Effekt haben. Cholesterin kann genauso wie Zucker im Blut in größeren Mengen schädlich sein, erfüllt aber auch nützliche Aufgaben. Es ist an der Bildung von Sexualhormonen, Gallensäuren und dem Aufbau von Gewebe beteiligt.

Für die Beurteilung des Lipidstatus sind vier Werte bedeutsam: **HDL**, **LDL**, **Gesamtcholesterin** und **Triglyzeride**. Damit Fette im Blut verteilt werden, binden sie sich an körpereigene Eiweiße, die Lipoproteine. Das ist notwendig, da sich das Fett sonst nicht vermischt. Ohne die Proteine wäre es so, als ob Sie Fett in Wasser gießen, es kann sich darin nicht lösen. Es schwimmt auf der

Oberfläche. Durch die Bindung von Fett an körpereigene Eiweißstoffe entstehen Lipoproteine-Addukte (Lipo = Fett), die sich im Blut verteilen können und durch die Gefäße schwimmen. Je nach Größe werden sie in unterschiedliche Klassen eingeteilt.

 INFO

DAS GLEICHE
„Cholesterin" und „Cholesterol" sind übrigens zwei Namen für ein und dieselbe Substanz.

LDL

Die Low-density-Lipoproteine, abgekürzt LDL, bestehen überwiegend aus Cholesterin. LDL ist das „böse" Cholesterin. Wenn sein Gehalt im Blut zu hoch ist, wird die körpereigene Abwehr aktiv. Bestimmte Fresszellen, die Makrophagen, stürzen sich auf das LDL, verdauen es und wandeln sich zu Schaumzellen. Diese wandern in die Blutgefäßwand und lagern sich dort ab. Der Durchmesser des Blutgefäßes wird dadurch mit der Zeit immer kleiner. Wenn jetzt noch ein Blutpfropf an der engen Stelle hängen bleibt, kann es zum Ge-

fäßverschluss, zum Herzinfarkt oder Schlaganfall kommen.

Dieses Risiko steigt an, je mehr Risikofaktoren zusammenkommen. Zu hoher LDL-Spiegel, Rauchen, Diabetes, Hypertonie, Übergewicht und erbliche Vorbelastung sind gefährlich, sie bilden ein sogenanntes tödliches Sextett.

Wie hoch?
Bewertung des LDL-Spiegels im Blutserum

▶ niedrig	70–100 mg/dl 1,8–2,6 mmol/l
▶ normal	100–130 mg/dl 2,6–3,4 mmol/l
▶ grenzwertig	130–160 mg/dl 3,4–4,1 mmol/l
▶ hoch	160–190 mg/dl 4,1–4,9 mmol/l
▶ sehr hoch	> 190 mg/dl > 4,9 mmol/l

Ist der LDL erhöht, kann der Wert durch die Einnahme von Medikamenten gesenkt werden. Wie stark der LDL-Wert sinnvoll gesenkt werden soll, hängt neben dem HDL-Wert von weiteren Risikofaktoren ab.

Mit dem Programm PROCAM (www.chd-taskforce.de) kann das Gesamtrisiko aus allen Risikofaktoren berechnet werden.

Ursachen für erhöhte Werte

▶ Essstörungen (Magersucht, Anorexia nervosa)

▶ Störungen des Gallenabflusses

▶ Schilddrüsenunterfunktion

▶ hohe Zufuhr von gesättigten Fetten und Cholesterin

▶ Lebergeschwüre

▶ angeborener, zu hoher Kalziumspiegel

▶ Geschwüre der Lymphdrüsen

▶ hochdosierte Kortisoneinnahme über längere Zeit

▶ Einschränkung der Nierenfunktion

▶ systemischer Lupus erythematodes (SLE)

▶ **Medikamente**

Amiodaron (bei Herzrhythmusstörungen)

Androgene (z. B. Krebstherapie)

Betablocker (bei Bluthochdruck)

Ciclosporin A (z. B. bei rheumatoider Arthritis)

Kortikosteroide (z. B. bei Entzündungen, Asthma)

Gestagene (z. B. bei Wechseljahresbeschwerden)

Thiazide (z. B. Chlorthalidon, bei Bluthochdruck)

Ursachen für erniedrigte Werte

▶ chronische Infekte

▶ nach Operationen

▶ Schilddrüsenüberfunktion

▶ Leberschwäche

HDL

Die High-density-Lipoproteine, abgekürzt HDL, sind Lipoproteine mit viel Eiweiß und nur wenig Cholesterin. Sie bestehen aus Cholesterin, Triglyzeriden, Phospholipiden und Eiweiß. HDL kann bereits in den Gefäßwänden abgelagertes LDL-Cholesterin binden. Es wird dann zur Leber transportiert, zu Gallensäuren umgebaut und wird mit dem Stuhl ausgeschieden. Ablagerungen in den Gefäßen werden so reduziert.

Um zu beurteilen, wie gefährlich erhöhte Blutfette sind, ist einerseits das Verhältnis zwischen „gutem" HDL- und „schlechtem" LDL-Cholesterin notwendig. Andererseits spielt es eine Rolle, ob der Betroffene weitere Risikofaktoren besitzt.

Wie viel?

HDL-Spiegel im Blutserum

▶ niedrig	< 40 mg/dl
	< 1,0 mmol/l
▶ akzeptabel	40–60 mg/dl
	1,0–1,6 mmol/l
▶ hoch (sinnvoll)	>60 mg/dl
	>1,6 mmol/l

Der HDL-Wert ist durch eine Lebensstiländerung gut zu beeinflussen: regelmäßige Bewegung, gesunde Ernährung mit pflanzlichen Fetten/Ölen sowie ein Rauchverzicht steigern den HDL-Wert.

Der **LDL/HDL-Quotient** ist eine wichtige Kenngröße in der Arztpraxis, er wird dazu verwendet, das Risiko für Herz-Kreislauf-Erkrankungen abzuschätzen:

▶ niedriges Risiko LDL/HDL	< 3
▶ mittleres Risiko LDL/HDL	3–4
▶ hohes Risiko LDL/HDL	> 4

Triglyzeride

Glyzerin, chemisch korrekt Glyzerol genannt, ist ein Alkohol mit drei Bindungsstellen. Sind drei Fettsäuren an Glyzerin gebunden, handelt es sich um ein Triglyzerid. Solche Triglyzeride werden mit der Nahrung aufgenommen und können auch im Körper aus Kohlenhydraten gebildet werden.

Wenn zu viel Triglyzeride im Blut sind, sinkt der Wert des günstigen HDL-Cholesterins ab. Der LDL/HDL-Quotient wird somit ungünstiger.

Triglyzeride können aber auch selber die Entstehung einer Arteriosklerose fördern. Steigen die Triglyzeride auf Werte über 1000 mg/dl an, können unter Umständen lebensgefährliche Komplikationen auftreten. Der Dünndarm und die Bauchspeicheldrüse können erkranken und die Haut beginnt zu jucken.

Wie viel?

Triglyzerid-Spiegel im Blutserum

▶ normal	< 150 mg/dl
	< 1,7 (mmol/l)
▶ grenzwertig	150–200 mg/dl
	1,7–2,3 (mmol/l)
▶ hoch	200–500 mg/dl
	2,3–5,7 (mmol/l)
▶ sehr hoch	500–1000 mg/dl
	5,7–11,4 (mmol/l)
▶ extrem hoch	> 1000 mg/dl
	> 11,4 (mmol/l)

Fehlerquellen bei den Blutfetten

Der Wert der Blutfette kann leicht verfälscht werden. Daher ist es wichtig, vor der Blutabnahme mindestens 12 bis 14 Stunden keine Nahrung und keinen Alkohol aufzunehmen. Ein Teil der Lipide wird aus der Nahrung aufgenommen und kann sonst das Ergebnis beeinflussen. Dies gilt insbesondere für die Triglyzeridwerte. Alkoholgenuss am Vorabend kann den Wert verdoppeln!

Wird die Vene bei der Blutabnahme länger als drei Minuten gestaut oder wenn zu viel freies Glyzerin im Blut ist, können die Werte falsch-positiv ausfallen. Dies kann beispielsweise bei einer Heparinbehandlung, bei Diabetes, Leber- oder Nierenkrankheiten oder länger dauerndem Fasten der Fall sein.

Ursachen für erhöhte Werte

- ▶ Übergewicht
- ▶ Alkoholmissbrauch
- ▶ chronische Einschränkung der Nierenfunktion
- ▶ Typ-2-Diabetes
- ▶ hohe Zufuhr an rasch resorbierbaren Kohlenhydraten
- ▶ schwere Unterfunktion der Schilddrüse
- ▶ angeborener, zu hoher Kalziumspiegel
- ▶ Morbus Addison (Schilddrüsenerkrankung)
- ▶ Morbus Cushing (tritt nach längerer Kortisonbehandlung auf)
- ▶ **Medikamente**
  Betablocker (bei Bluthochdruck)
  Furosemid (z. B. bei Bluthochdruck)
  Indapamid (bei Bluthochdruck)
  Chlorthalidon (z. B. bei Bluthochdruck)
  Kortikosteroide (z. B. bei Entzündungen, Asthma)
  Estrogene (z. B. Verhütung)
  Phenothiazine (z. B. Chlorpromazin, Levomepromazin bei Schizophrenien)
  Spironolakton (z. B. bei Bluthochdruck)
  Tamoxifen (in der Krebstherapie)
  Interferon (z. B. in der Krebstherapie, bei Multipler Sklerose)
  Isotretinoin (z. B. bei Akne)

Wird eine Blutfettuntersuchung erst mal nur zur Orientierung vorgenommen, reichen die Messung des Triglyzeridwerts und des Gesamtcholesterols aus. Sind die Werte allerdings auffällig, sollten die LDL- und HDL-Spiegel bestimmt werden. Mithilfe einer differenzierten Blutfettanalyse lässt sich das Risiko für Herz- und Gefäßkrankheiten abschätzen und der Erfolg einer Fett senkenden Therapie bestimmen.

Gesamtcholesterin

Das Gesamtcholesterin ist die Summe des Cholesterins, das in den verschiedenen Lipoproteinfraktionen des Blutes (LDL, HDL) enthaltenen ist. Zur Beurteilung des Gesamtcholesterinwerts sollten neben Lebensalter und Geschlecht auch Gewicht, Größe und weitere Risikofaktoren für Herz-Kreislauf-Erkrankungen mit berücksichtigt werden. Die Konzentration des Gesamtcholesterins steigt mit dem Alter an und liegt bei Männern in der Regel höher als bei Frauen.

Referenzwerte für die Blutfette
Welche Werte je nach persönlicher Situation erreicht werden sollten, steht in der Tabelle unten.

Empfehlungen der medizinischen Fachgesellschaften
Die meisten nationalen und internationalen Fachgesellschaften halten eine zielwertorientierte Lipidsenkung für sinnvoll.

Diese „treat to target"-Methode ist mit einer Standarddosis von Fettsenkern, den CSE-Hemmern (Stati-

Referenzwerte für die Blutfette im Serum

Wert	ohne Risikofaktoren	mit Risikofaktoren	mit Vorerkrankungen
Triglyzeride	< 200 mg/dl	< 200 mg/dl	< 200 mg/dl
Gesamtcholesterol	< 240 mg/dl	< 200 mg/dl	< 180 mg/dl
LDL-Cholesterol	< 160 mg/dl	< 130 mg/dl	< 100 mg/dl
HDL-Cholesterol	> 40 mg/dl	> 40 mg/dl	> 40 mg/dl

nen), in der Regel nicht zu erreichen. Bisher galt für die Patienten, die ein sehr hohes Risiko für Herz-Kreislauf-Erkrankungen haben, ein LDL-Cholesterol-Zielwert von < 100 mg/dl.

Die aktuellen Leitlinien der Europäischen Gesellschaft für Kardiologie (ESC) und der Europäischen Gesellschaft für Arteriosklerose (EAS) gehen inzwischen aber wesentlich stärker als bisher auf die Bedürfnisse und die Risikofaktoren des Patienten ein.

Die Zielwerte für das LDL-Cholesterin richten sich heutzutage nach dem **Heart-Score** (PROCAM-Rechner, zu finden beispielsweise unter www.assmann-stiftung.de/procam-studie/procam-tests).

Dabei werden die Faktoren Alter, Blutdruck, Gesamtcholesterin und Nikotinkonsum bei der Berechnung berücksichtigt. Patienten werden so in vier Risikoklassen eingeteilt. Die Klasse bestimmt den Zielwert für das LDL-Cholesterin:

1 Für Patienten mit **niedrigem kardiovaskulären Risiko** (das Risiko für ein tödliches kardiovaskuläres Ereignis in den nächsten 10 Jahren ist unter 1 Patient von 100) wird ein LDL-Cholesterin-Wert von **unter 160 mg/dl** (4,2 mmol/l) angestrebt.

2 Bei **moderatem Risiko** für kardiovaskuläre Ereignisse (zwischen 1–5 von 100) wird ein LDL-Cholesterin-Wert von **unter 115 mg/dl** (3,0 mmol/l) empfohlen.

3 Bei **hohem Risiko** für kardiovaskuläre Ereignisse (zwischen 5–10 von 100) sollte ein LDL-Cholesterin-Wert von **unter 100 mg/dl** (2,6 mmol/l) angepeilt werden.

4 Besteht ein **sehr hohes Risiko** für kardiovaskuläre Ereignisse (über 10 von 100 in den nächsten 10 Jahren), sollte ein LDL-Cholesterin-Wert von **unter 70 mg/dl** (1,8 mmol/l) erreicht werden.

Zur Risiko- oder Hochrisikogruppe gehören unter anderem Menschen mit Diabetes, Menschen, die zusätzlich zum Diabetes an einer Nephropathie (Nierenschädigung) leiden, sowie Patienten nach einem Herzinfarkt, einem Schlaganfall, bei peripherer arterieller Verschlusskrankheit und/oder Retinopathie (Erkrankung der Netzhaut des Auges).

Was tun bei erhöhtem Cholesterinspiegel?

1 **Ölwechsel:** Setzen Sie Öl gegen Fett ein! Nahrungsergänzungsmittel in Kapselform können helfen, die Blutfette zu verbessern. Omega-3-Fettsäuren beispielsweise können so bequem geschluckt werden. Lachs, Hering, Makrele & Co. liefern das Fischöl, das die wertvollen mehrfach ungesättigten Fettsäuren enthält. Omega-3-Fettsäuren wirken besonders auf einen erhöhten Triglyzeridspiegel. Für sterinhaltige Margarine und für Fettsäuren gilt gleichermaßen, dass der langfristige Nutzen bisher nicht nachgewiesen ist. Omega-3-Fettsäuren sind mit Einschränkung zur Senkung erhöhter Triglyzeride geeignet, wenn Ernährungsumstellung und Gewichtsabnahme nicht ausreichend wirksam waren.

2 **Nebenwirkungen von Medikamenten mindern:** Zur Therapie des erhöhten Cholesterinspiegels werden unterschiedliche Substanzklassen eingesetzt, die gebräuchlichsten sind die Cholesterin-Synthese-Hemmer (CSE-Hemmer), die auch als Statine bezeichnet werden. Diese Substanzen hemmen das Enzym, das für die Bildung von körpereigenem Cholesterin verantwortlich ist. Diese sehr wirksamen Arzneimittel senken den LDL-Spiegel, die Triglyzeridkonzentration und das Gesamtcholesterin. Die Menge des nützlichen HDL-Cholesterins wird gesteigert. Von allen Medikamenten zur Senkung der Blutfettwerte wirken die CSE-Hemmer am stärksten. Besonders zu Beginn der Therapie kann es zu Kopfschmerzen, Magen-Darm-Beschwerden, Müdigkeit und Muskelschmerzen kommen. Problematisch ist, dass unter der Therapie der Gehalt an Coenzym-Q 10 erheblich absinkt. Dieser Mikronährstoff ist für den Stoffwechsel der Muskulatur und des Herzens extrem wichtig. Ein Mangelzustand führt zu Muskelschmerzen und -schäden sowie zu Herzinsuffizienz. Wechselwirkungen mit anderen Medikamenten oder Fruchtsäften wie Grapefruitsaft können den Statinspiegel um bis zu 300 Prozent ansteigen lassen. Dadurch steigt auch die Gefahr von Muskelschäden. Auch ein Vitamin-D-Mangel kann das Auftreten von Muskelschmerzen steigern.

3 Sonstige Tipps

► Vermeiden Sie sichtbare und versteckte Fette

► Bevorzugen Sie fettarme Zubereitungsarten wie Grillen oder Dünsten

► Essen Sie weniger tierische Lebensmittel, diese sind fett- und cholesterinreich

► Essen Sie viel Geflügel, Fisch und Kalb. Darin ist viel Eiweiß und wenig gesättigte Fettsäuren

► Verwenden Sie fettreduzierte Milch und Milchprodukte

► Verwenden Sie Pflanzenöle und -fette

► Essen Sie regelmäßig frisches Obst und Gemüse

► Verwenden Sie weniger Salz, Ihr Blutdruck freut sich und somit sinkt das Risiko für Folgeerkrankungen

► Treiben Sie Ausdauersportarten wie Radfahren, Schwimmen und Wandern

► Geben Sie das Rauchen auf

► Trinken Sie Alkohol nur in Maßen. Und wenn, eher Rotwein als Bier oder alkoholreiche Spirituosen

 INFO

MEDIKAMENTEN-DATENBANK

Einzelheiten zu der Bewertung von Medikamenten unter www.medikamente-im-test.de

Leberwerte

Die Leber ist das größte innere Organ des Menschen. Neben der Aufgabe als „Entgiftungsorgan" ist sie an zahlreichen Stoffwechselvorgängen beteiligt.

Über die Pfortader gelangen Stoffe, die aus dem Darm in die Blutbahn aufgenommen wurden, in die Leberzellen. Sie werden dort verwertet, gespeichert, umgewandelt oder abgebaut. Die Leber speichert Zucker, Fett, Eiweißbausteine und Vitamine.

Zucker wird als Glykogen in der Leber gespeichert und als Glukose wieder ins Blut abgegeben, wenn der Blutzuckerspiegel sinkt. Die Leberzellen können Zucker in Fett und Eiweiße in Zucker umwandeln und umgekehrt. Aus Eiweißen werden u. a. Gerinnungsfaktoren sowie Stoffe produziert, die bei Entzündungsreaktionen eine Rolle spielen, wie das C-reaktive Protein (CRP). Die in der Leber gebildeten Eiweiße spielen außerdem eine bedeutende Rolle beim Transport von Arzneistoffen, Nahrungsbausteinen sowie Hormonen. Es ist deshalb nicht verwunderlich, dass es bei Lebererkrankungen zu Störungen in der Verwertung und Wirkung dieser Stoffe kommt. Zudem bildet die Leber den größten Teil des Cholesterins im Körper. Dies wird unter anderem für die Produktion von Gallenflüssigkeit verwendet. Diese wird für die Fettverdauung benötigt. Auch in den Eisenstoffwechsel greift die Leber ein.

Wenn ein Organ an so vielen unterschiedlichen Funktionen beteiligt ist, leuchtet es ein, dass eine Störung zahlreiche Erkrankung nach sich ziehen kann. Die Analyse der unterschiedlichen Leberwerte ist komplex, eine Beurteilung sollte immer im Gesamtkontext erfolgen.

Um die Funktion der Leber und der Gallengänge beurteilen zu können, werden die Leberwerte aus dem Blutserum bestimmt. Dazu gehören die vier Enzyme

1 Aspartat-Aminotransferase (AST)

2 Alanin-Aminotransferase (ALT)

3 Gamma-Glutamyltransferase (Gamma-GT)

4 alkalische Phosphatase (AP).

Bei einer Störung der Leber- oder Gallenfunktion sowie bei der Einnahme bestimmter Medikamente kann es sinnvoll sein, die Leberenzyme zu bestimmen.

AST
(Aspartat-Aminotransferase), früher GOT (= Glutamat-Oxalacetat-Transaminase)

Die Aspartat-Aminotransferase ist ein Enzym, das im Herzmuskel, der Skelettmuskulatur und den Leberzellen vorkommt. Wenn Zellen geschädigt werden, gelangt das Enzym ins Blut. Nachdem die AST auch im Rahmen der Herzinfarktdiagnostik un-

wichtig wurde, wird sie in modernen Lehrbüchern nicht mehr zur Untersuchung empfohlen. Die AST dient aber weiterhin als Marker für das Ausmaß zellulärer Leberschäden.

AST hat eine höhere Muskelspezifität, die Werte des Enzyms sind meist bei schweren Leberschäden erhöht.

Ursachen für erhöhte Werte

► Erkrankungen der Leber: akute Stauungsleber, Hepatitis, Tumore

► Leberschäden durch Vergiftungen (Medikamente, Pilze etc.)

► Muskelschwund

► Entzündung des Herzmuskels

► Erkrankungen der Galle: Abflussstau, Entzündungen

► Erkrankungen des Knochensystems

► Morbus Paget (Störung im Knochenumbau), Überproduktion des Parathormons, Knochenbrüche

► letztes Drittel der Schwangerschaft

► Alkoholmissbrauch

► **Medikamente**

Allopurinol (bei Gicht)

Carbamazepin (z. B. bei Epilepsien)

Phenytoin (z. B. bei Epilepsien)

Phenobarbital (z. B. bei Epilepsien)

ALT

**(Alanin-Aminotransferase),
früher GPT (Glutamat-Pyruvat-
Transaminase)**

ALT ist ein vor allem in der Leber vor-
kommendes Enzym. Es spielt auch
im Knochen und am Herzen eine
Rolle. Werden Zellen dort geschädigt,
gelangt es in Blut.

Ursachen für erhöhte Werte

▶ Erkrankungen der Leber: akute
Stauungsleber, Hepatitis, Tumore,
Leberschäden durch Vergiftungen
(Medikamente, Pilze etc.)

▶ Erkrankungen der Galle:
Abflussstau, Entzündungen

▶ Erkrankungen des Knochensystems

▶ Entzündung der Bauchspeicheldrüse

▶ Alkoholmissbrauch

▶ Pilzgifte (auch Aflatoxin aus
Schimmelpilzen)

▶ körperliche Anstrengung

▶ **Medikamente**

Parazetamol (bei Schmerzen, Fieber)

Salizylate (bei Schmerzen)

Heparin (z. B. zur Vorbeugung
gegen Thrombosen)

Eisensulfat (z. B. bei Blutarmut)

Valproinsäure (z. B. bei Epilepsien)

Tetrazykline (bei Infektionen)

Hormone (u. a. die „Pille")

Tamoxifen (z. B. in der Krebstherapie)

Methotrexat (z. B. bei rheumatoider Arthritis)

Azathioprin (z. B. bei chronisch-
entzündlichen Darmerkrankungen,
rheumatoider Arthritis)

Vitamin A (als Nahrungsergänzungsmittel)

Cyclophosphamid (z. B. in der
Krebstherapie)

Verapamil (z. B. bei Bluthochdruck)

Rifampizin (bei Infektionen,
z. B. Tuberkulose)

Amoxizillin/Clavulansäure (bei
Infektionen, z. B. komplizierten
Harnweginfekten)

ALT hat eine höhere Leberspezifität,
es wird schon bei leichten Leberschäden freigesetzt.

GGT

Ihren Namen hat die Gamma-Gluta-
myl-Transferase (GGT, sprich: „Gamma-GT") von ihrer Wirkung im Stoffwechsel. Sie ist dafür zuständig, Gam-

ma-Glutamyl-Gruppen von einem Stoff auf einen anderen zu übertragen, zu transferieren.

Bei Erkrankungen der Leber, der Gallenwege sowie bei chronischem Alkoholmissbrauch können die Werte erhöht sein. Eine sehr starke Erhöhung (1 000–3 000 %) deutet auf eine Abflussbehinderung in den Gallenwegen mit einer Stauung hin. Liegt nur eine Erhöhung der GGT vor, kann diese medikamentös oder alkoholbedingt sein. Die Bestimmung der GGT eignet sich eher zum Ausschluss als zum Nachweis bestimmter Erkrankungen.

Referenzbereiche

Für die Leberenzyme werden die IFCC-Einheiten pro Liter (International Federation of Clinical Chemistry) genutzt. Die Werte sind geräteabhängig. Für das verbreitete Reflotron-Messgerät werden beispielsweise folgende Normalbereiche angegeben:

▶ für Männer	11 – 50 U/l	
	0,18 – 0,83 µkat/l	
▶ für Frauen	7 – 32 U/l	
	0,12 – 0,53 µkat/l	

INFO Für die in Apotheken und Arztpraxen oft verwendeten Analysegeräte gelten häufig hiervon abweichende Normalwerte. Deshalb sollten Sie fragen, wie die Werte gemessen wurden und sich diese interpretieren lassen.

Ursachen für erhöhte Werte

▶ Lebererkrankungen: Hepatitis, Leberzirrhose (Fettleber), Tumore in der Leber

▶ Gallenerkrankungen: Stauung im Abfluss, Entzündung der Gallenwege

▶ Bauchspeicheldrüsenentzündung

▶ Alkoholmissbrauch

▶ **Medikamente**

Phenytoin (z. B. bei Epilepsien)

Barbiturate (z. B. bei Epilepsien)

Testosteron (Hormontherapie)

Entwässerungsmittel (Thiazide) (z. B. bei Bluthochdruck)

Phenothiazine (Neuroleptikum, z. B. Levomepromazin)

Tuberkulosemittel (z. B. Rifampizin)

Methotrexat (z. B. bei rheumatoider Arthritis)

Antirheumatika

Alkalische Phosphatase (AP)

Die alkalische Phosphatase (AP) ist ein Enzym, das die Phosphat-Gruppen von verschiedenen Abbauprodukten (Metaboliten) im Körper entfernt. Sie kommt in allen Geweben vor. Der höchste Gehalt findet sich in der Leber, in den Knochen und während der Schwangerschaft in der Plazenta. Die alkalische Phosphatase dient als Hinweis auf einen Stau der Gallenflüssigkeit in den Gallenwegen oder als Zeichen eines erhöhten Knochenaufbaus.

Ursachen für erhöhte Werte

▶ Erkrankungen der Leber: Hepatitis, Tumore

▶ Erkrankungen der Galle: Abflussstau, Entzündungen

▶ Erkrankungen des Knochensystems: Morbus Paget (Störung im Knochenumbau), Überproduktion des Parathormons, Knochenbrüche

▶ Letztes Drittel der Schwangerschaft

▶ **Medikamente**
Allopurinol (bei Gicht)
Carbamazepin (z. B. bei Epilepsien)
Phenytoin (z. B. bei Epilepsien)
Phenobarbital (z. B. bei Epilepsien)

Ursachen für erhöhte Leberwerte

Bilirubin (gesamt)	Bilirubin (direkt)	Bilirubin indirekt)	ALT, AST	γ-GT, AP	mögliche Ursache
++	0	++	0	0	Hämolyse
					Morbus Meulengracht
					Neugeborenengelbsucht
++	++	++	+++	+	Lebererkrankungen
++	++	+	0/+	+++	Gallenstau

0: Referenzbereich, +: leicht erhöht; ++: mäßig erhöht; +++: deutlich erhöht

(mod. nach Farkas, J., Farkas, P., Hyde, D., Liver and Gastroenerology Tests. In: Lee, M. (Hrsg.), Interpreting Laboratory Data. 3. Aufl., American Society of Health-System Pharmacists, Maryland 2004, S. 323–364)

Ursachen für erniedrigte Werte

► Schilddrüsenunterfunktion
► Morbus Wilson (Störung im Kupferstoffwechsel)

Bilirubin

Bilirubin wird auch als Gallenfarbstoff bezeichnet. Es wird beim Abbau von roten Blutkörperchen gebildet, von der Leber in die Galle und von dort in den Darm abgegeben. Der gelbe Farbstoff kann sich beispielsweise bei bestimmten Lebererkrankungen in der Haut und den Augen ablagern und führt dort zur „Gelbsucht" (Ikterus).

Labormediziner unterscheiden genau zwischen dem Gesamtbilirubin sowie der wasserlöslichen, direkten (Bili$_c$, konjugierten) und fettlöslichen indirekten (Bili$_u$, unkonjugierten) Form. Das indirekte Bilirubin wird in der Leber in das direkte Bilirubin umgewandelt.

Einteilung der Krankheiten mit erhöhtem Bilirubin

1 Störung vor der Leber (prähepatischer Ikterus)
Die Leberwerte (AST/ALT u. a.) sind meist unauffällig, da kein Bilirubin im Harn ausgeschieden wird.

2 Störungen in der Leber (hepatischer Ikterus)
Die Leberwerte (AST/ALT u. a.) sind stark erhöht. Bilirubin wird vermehrt mit dem Harn ausgeschieden.

3 Störungen nach der Leber (posthepatischer Ikterus)
Bilirubin im Harn stark vermehrt, heller Stuhl!

Krankheiten, die mit zu hohem indirekten Bilirubin einhergehen:

► Zerfall von roten Blutkörperchen (Hämolyse)
► gestörter Bilirubinabbau (beispielsweise bei Morbus Meulengracht)
► ausgedehnte Verbrennungen
► Crigler-Najjar-Syndrom

Krankheiten, die mit zu hohem direkten Bilirubin einhergehen:

► Dubin-Johnson-Syndrom
► Stauung der Gallenflüssigkeit in der Leber (intrahepatische Cholestase
► Verschluss der Gallenwege

Ursachen bei bestimmten Kombinationen erhöhter Leberwerte			
ALT und AST	AP	GGT	mögliche Ursache
0	+	0	Schwangerschaft, nichthepatische Ursache
0/+	++	+++	Cholestase
+++	+	+	hepatische Ursache
0/+	0	++	Alkoholismus

0: Referenzbereich; +: leicht erhöht; ++: mäßig erhöht; +++: deutlich erhöht

Krankheiten, die mit zu hohem direkten und indirekten Bilirubin einhergehen:

► Hepatitis (Leberentzündung)
► Leberzirrhose
► Fettleber
► Leberkrebs
► Vergiftungen mit Alkohol, Drogen oder Pilzen (Knollenblätterpilze)
► Infektionen mit Salmonellen oder Leptospiren
► Vergiftungen mit Medikamenten

Ursachen erhöhter Leberenzymwerte

Einen Überblick über die Ursachen erhöhter Werte siehe Tabelle oben.

Leberschäden durch Medikamente

Ein bedeutsamer Grund für Leberschäden sind Medikamente. Einerseits entgiftet die Leber Arzneistoffe, andererseits wandelt die Leber bestimmte Substanzen um, um diese erst dann wirksam zu machen. Arzneimittel können akut oder chronisch die Leber nachhaltig schädigen. Beispielsweise das Schmerzmittel Parazetamol. In üblichen Mengen eingenommen, ist es harmlos für das Entgiftungsorgan. Bereits bei einer einmaligen Überdosierung von 15 – 20 Tabletten pro Tag kann ein lebensbedrohlicher Leberausfall die Folge sein (siehe Tabelle S. 101).

Tipps bei erhöhten Leberwerten

Sind die Leberwerte erhöht, heißt das nicht, dass die Leber nachhaltig geschädigt ist. Als einziges Organ des Körpers kann sie sich in gewissem Umfang wieder regenerieren. Voraussetzung dafür ist, dass die Ursa-

Bei Lebererkrankungen relevante Laborparameter

Abkürzung, Maßeinheit	Referenzbereich	Interpretation	Beeinflussende Arzneistoffe (Beispiele)
ALT (GPT) (U/l)	10 bis 35 (Frau) 10 bis 50 (Mann)	stark erhöht bei akutem Leberzelluntergang, leicht erhöht bei chronischen Lebererkrankungen, höhere Leberspezifität von ALT	erhöht durch Parazetamol, Diclofenac, Methotrexat, Allopurinol, Amiodaron, Amoxizillin/Clavulansäure, Haloperidol, Phenytoin, Valproinsäure, antiretrovirale Arzneistoffe
AST (GOT) (U/l)	10 bis 35 (Frau) 10 bis 50 (Mann)		
AP (U/l)	35 bis 105 (Frau) 40 bis 130 (Mann)	erhöht bei Leber- und Gallenerkrankungen, Leber- und Knochentumoren/-metastasen	erhöht durch Allopurinol, orale Kontrazeptiva, Lithium, Phenytoin, Verapamil
GGT (U/l)	< 40 (Frau) < 60 (Mann)	erhöht bei Alkoholismus und Cholestase	erhöht durch Enzyminduktoren, zum Beispiel Carbamazepin, Benzodiazepine, trizyklische Antidepressiva, Phenytoin, Thiazide
Bilirubin (gesamt) (mg/dl)	0,1 bis 1,1	erhöht bei vielen Leber- und Gallenerkrankungen, zum Beispiel Hepatitis, Leberzirrhose, Cholestase	siehe ALT/AST
Albumin (g/dl)	3,5 bis 5,0	erniedrigt zum Beispiel bei Hepatitis, Leberzirrhose, Proteinverlust oder Mangelernährung	wichtig bei stark proteingebundenen Arzneistoffen, zum Beispiel Phenytoin, Phenprocoumon
INR	0,9 bis 1,2	erhöht bei Leberzirrhose	erhöht durch Antikoagulanzien, erniedrigt durch Beta-Lactam-Antibiotika, Antikonvulsiva

(Mod nach Jaehde, U., Sarin, N.: Leberwerte immer im Kontext interpretieren, Pharmazeutische Zeitung, 7/2014)

Arzneistoffgruppe	Anwendungsgebiet
Kalziumantagonisten	Bluthochdruck
Neuroleptika	Psychische Erkrankungen, Schmerzen
ACE-Hemmer	Bluthochdruck, Herzminderleistung
Sartane (AT1-Blocker)	Bluthochdruck
Antidiabetika	Diabetes
Betablocker	Bluthochdruck, zu hohe Herzfrequenz
Statine (CSE-Hemmer)	Erhöhter Cholesterinspiegel
Antiepileptika	Epilepsie
Antidepressiva	Depressionen
Allopurinol	Gicht
Parazetamol (Vergiftung)	Schmerzen

che wie eine Virusinfektion, Medikamente oder Alkohol eliminiert wird.

▶ Halten Sie Ihre Leber und Galle gesund
▶ Gehen Sie sparsam mit Alkohol, Fruchtzucker (Fruktose) und Fett um
▶ Rauchen Sie nicht
▶ Befolgen Sie die Ratschläge allgemein gesunder, abwechslungsreicher Ernährung.

Für pflanzliche Arzneimittel wie Mariendistel oder Artischocke wird versprochen, dass sie die Leber schützen. Verschiedene Versuche, vor allem an Tieren, zeigen, dass Silymarin die Regeneration der Leberzellen anregen und die Produktion von Eiweißstoffen in der Zelle erhöhen kann, was für eine gute Leberfunktion nötig ist. Präparate mit Mariendistelextrakt oder Silymarin werden deshalb häufig als „Leberschutzmittel" angeboten. Allerdings ist nicht ausreichend nachgewiesen, dass eine solche Schutzwirkung am Menschen tatsächlich eintritt oder dass damit bei bereits bestehenden Leberschäden das Organ vor weiterem Schaden bewahrt werden kann.

Herz

Zahlreiche Erkrankungen können das Herz betreffen: Angina Pectoris und Herzinfarkt, Herzrhythmusstörungen, Herzinsuffizienz und viele andere. In den vergangenen Jahren hat sich die Namensgebung bei den Herzerkrankungen verändert.

Wenn eine instabile Angina Pectoris oder ein Herzinfarkt (neue Bezeichnung: STEMI = ST-Streckenveränderter Myokardinfarkt) vorliegt, spricht der (Not-)Arzt nun von einem akuten Koronarsyndrom (ACS).

Was passiert?

Bei einem Angina-Pectoris-Anfall verengen sich die Herzgefäße, bei einem Herzinfarkt kommt es zu einem teilweisen oder kompletten Verschluss der Herzgefäße und dem Absterben von Gewebe. Wenn dies geschieht, kommt es in der Folge zu einer Veränderung von bestimmten Laborparametern. Wenn man diese Parameter vorliegen hat, ist es wichtig, sie immer gemeinsam mit dem EKG und der klinischen Situation zu beurteilen und sie nicht isoliert zu betrachten. Jeder Laborparameter hat bei der Herzdiagnostik seine Vor- und Nachteile. Herzenzyme, Hormone und Strukturproteine spielen eine wichtige Rolle. Bei der Akutdiagnostik des akuten Koronarsyndroms hat sich in den vergangenen Jahren gezeigt, dass nur noch die herzspezifischen Troponine T und I (cTnT, cTnI) sinnvoll sind.

CK-MB

Die Creatinkinase (CK) ist ein Enzym, das in unterschiedlichen Formen auftritt:

- CK-MiMi (Mitochondrien-Typ)
- CK-MM (Muskel-Typ)
- CK-BB (Hirn-Typ)
- CK-MB (Myokard-Typ)

Die Creatinkinase vom Myokard-Typ (CK-MB) spielt eine Rolle bei der Energiegewinnung des Herzmuskels. Ist der Herzmuskel über längere Zeit vorgeschädigt, ist daher die CK-MB-Konzentration im Herzmuskel besonders hoch. Die Bestimmung der CK-MB ist ein wichtiger Bestandteil in der Diagnostik des akuten Herzinfarktes oder einer Herzmuskelentzündung (Myokarditis).

Der CK-MB-Wert steigt 3–12 Stunden nach einem Herzinfarkt messbar an. Das Maximum des Anstiegs wird innerhalb von 24 Stunden erreicht. Die Werte normalisieren sich nach einem Herzinfarkt innerhalb von 2–3 Tagen wieder.

Der Wert kann auch bei Muskelerkrankungen oder einem Schlaganfall ansteigen. Die Empfindlichkeit einer CK-MB-Bestimmung ist abhängig vom Zeitpunkt der Probenentnahme. Folgebestimmungen sind deswegen sinnvoll. Im Labor kann entweder die CK-MB-Masse oder die CK-MB-Aktivität bestimmt werden.

Wie hoch?
Männer

▶ Gesamt-CK	< 190 U/l
▶ CK-MB	< 6,0 µg/l
▶ CK-MB-Aktivität	< 12 U/l

Frauen

▶ Gesamt-CK	< 170 U/l
▶ CK-MB	> 6,0 µg/l
▶ CK-MB-Aktivität	< 12 U/l

Ursachen für erhöhte Werte
- schwere körperliche Anstrengung
- Herzinfarkt
- entzündliche Herzerkrankungen
- Muskelschwund
- Schilddrüsenunterfunktion
- bösartige Tumoren
- Injektionen in einen Muskel vor der Untersuchung

Troponin
Bei der Herzaktion spielen spezialisierte Muskelfasern eine Rolle, Aktin und Myosin. Diese Filamente ziehen sich bei der Systole des Herzens zusammen, dabei spielen Kalziumionen eine wichtige Rolle. Die

Troponin-Regulatorproteine sind Eiweißbausteine des Aktinfilamentes. Troponin besteht aus drei Untereinheiten:

1 Troponin T (Tropomyosin-bindende Untereinheit TnT)

2 Troponin I (Aktomyosin-ATPase-inhibierende Untereinheit, TnI)

3 Troponin C (Kalziumbindende Untereinheit, TnC).

Troponin T/ hochsensitives
(hs-cTnT)

Kommt es zur Schädigung der Herzmuskelzelle, treten Troponinpeptide ins Blut über, wo man ihren Spiegel messen kann („kardiales" Troponin bzw. cTnT und cTnI). Ein erhöhter Troponinwert deutet auf einen Herzmuskelschaden hin. Troponin T steigt 3–8 Stunden nach einem Herzinfarkt an, der maximale Anstieg erfolgt innerhalb von vier Tagen, eine Normalisierung der Werte tritt nach maximal 2 Wochen ein. Die Sensitivität und Spezifität dieses Wertes sind sehr hoch, das heißt sowohl die positiven als auch die negativen Ergebnisse sind von hoher Sicherheit.

Positive Werte können aber auch bei Niereninsuffizienz, chronischen Muskelerkrankungen oder extremer Belastung der Skelettmuskulatur (Marathon) auftreten.

Wie hoch?
cTnT

▶	Normwert	< 0,4 ng/ml
▶	Infarkt nicht sicher auszuschließen (der Anstieg des Wertes sollte beobachtet werden, Verdacht auf Kardiomyopathie	0,4–2,3 ng/ml
▶	Verdacht auf Herzinfarkt	> 2,3 ng/ml

hs-cTnT

▶	Normwert	< 14 pg/ml (0,014 ng/ml)
▶	Beobachtungsbereich, Anstieg auf mindestens doppelten Ausgangswert innerhalb von 3–4 h machen einen Herzinfarkt wahrscheinlich:	14–50 pg/ml
▶	Verdacht auf Herzinfarkt	> 50 pg/ml

Zum besseren Umgang mit niedrigen Konzentrationen beim hochsensitiven Troponin T wird die neue Einheit „pg/ml" statt bisher „ng/ml" verwendet (0,001 ng/ml = 1 pg/ml)

Troponin I/ ultrasensitives
(hs-cTnI)

Die Empfindlichkeit und Genauigkeit (Sensitivität und Spezifität) von Troponin I sind ebenfalls sehr hoch. Der Wert steigt 3–8 Stunden nach einem Herzinfarkt an, der maximale Anstieg erfolgt jedoch bereits innerhalb von 24 Stunden, eine Normalisierung der Werte erfolgt innerhalb von 10 Tagen. Daher sind ältere Infarkte eher mit Troponin T nachzuweisen. Nach einer Herztransplantation kann der Troponin-I-Wert verwendet werden, um Abstoßungsreaktionen zu erkennen. Das neue ultrasensitive Troponin I erfasst mit verbesserter Empfindlichkeit auch Myokardischämien (Minderdurchblutung des Herzmuskels bei stabiler oder instabiler Angina Pectoris.

Dieser neue Wert zeigt deutliche Unterschiede zwischen Männern und Frauen, wie eine Studie am Royal Infirmary in Edinburgh zeigte. Deshalb wird überlegt, ob man die Grenzwerte für Frauen beim ultrasensitiven Troponin I niedriger ansetzen soll, um wirklich alle Herzinfarkte korrekt zu erfassen. Derzeit liegt der Schwellenwert für beide Geschlechter bei 50 ng/l. In der Studie wird vorgeschlagen, den Wert für Männer auf 34 ng/l und für Frauen auf 16 ng/l zu senken.

Ultrasensitives Troponin I erlaubt den Nachweis leichter Herzmuskelschäden (geringgradiger Myokardnekrosen), die ein erhöhtes Risiko für einen Herzinfarkt bereits in einem früheren Stadium anzeigen können.

Wie hoch?
cTnI

▶ Normbereich	< 0,1–0,2 ng/ml

hs-cTnI

▶ Normbereich	<40 pg/ml
▶ Kontrollbedürftig (vgl. hs-cTnT)	40–100 pg/ml
▶ Verdacht auf Herzinfarkt	> 100 pg/ml

GOT/AST und LDH (Laktatdehydrogenase) sind aufgrund der neuen Diagnoseverfahren keine zeitgemäßen Laborparameter zur Diagnose eines Herzinfarktes mehr.

Biomarker	Nachweis nach Schmerzbeginn	Dauer der Nachweisbarkeit
Myoglobin	1–2 Stunden	6–8 Stunden
CK	4–6 Stunden	24–48 Stunden
CK-MB	4–6 Stunden	24–48 Stunden
Troponin T	4–8 Stunden	Bis zu 10 Tagen

Myoglobin

Das Protein Myoglobin kommt in Skelett- und Herzmuskelzellen vor und transportiert innerhalb der Zelle Sauerstoff von der Zellmembran zu den Mitochondrien. Der Eiweißkörper ist der schnellste Herzinfarkt-Marker. Die Myoglobin-Konzentration im Blutserum steigt bereits zwei Stunden nach dem Infarktbeginn an. Er erreicht seinen Höchstwert nach sechs bis acht Stunden und fällt dann rasch wieder ab. Die Myoglobin-Konzentration ist zur Frühdiagnose von Herzinfarkten und zum Erkennen erneuter Infarkte geeignet.

Wie viel?
Normwert im Serum

▶ Männer	< 55 µg/l
▶ Frauen	< 35 µg/l

Normwert im Urin:

▶ Urin	< 0,3 mg

Ursachen für erhöhte Werte

- ▶ Herzinfarkt (Gipfel meist zwischen 600 und 1000 µg/l)
- ▶ instabile Angina Pectoris (geringer Anstieg)
- ▶ Herzmuskelentzündung
- ▶ Herzquetschung (Verletzungen oder Operation)
- ▶ Verbrennungen
- ▶ Stromunfälle
- ▶ Krampfanfälle
- ▶ Parkinsonerkrankung
- ▶ erbliche Muskelerkrankungen (langfristige Veränderungen)
- ▶ Alkoholmissbrauch
- ▶ Skelettmuskelverletzungen
- ▶ **Medikamente**
  Antiarrhythmika (bei Herzrhythmusstörungen)

Betablocker (bei Bluthochdruck)

Lipidsenker (bei Fettstoffwechsel-störungen)

BNP

(B-Typ Natriuretisches Peptid, Brain Natriuretic Peptide) /NT-Pro-BNP

BNP ist ein Eiweißkörper, der ursprünglich im Hirn von Schweinen gefunden wurde, deshalb der Name „B"NP wie „Brain" (Hirn). Heute weiß man, dass das Peptid überwiegend von der Herzkammer bei Überlastung des Herzens ausgeschüttet wird. Das hormonell wirksame BNP fördert die Ausscheidung von Natrium (natriuretic) und somit Wasser über die Nieren und entlastet damit das Herz. Auch das verwandte Atriale Natriuretische Peptid (ANP) wird im Herzen gebildet, in den Vorhöfen (Atrium). Ist der Spiegel von BNP und/oder ANP erhöht, ist dies ein Anzeichen für eine Überlastung des Herzens. Auch bei einem Sauerstoffmangel kann der Spiegel beider Substanzen ansteigen. Die Werte werden erhoben, um eine Herzschwäche (Herzinsuffizienz) oder einen Lungenhochdruck (pulmonale Hypertonie) zu diagnostizieren oder deren Verlauf zu beurteilen. Da beide Hormone nur sehr kurz im Blut verbleiben, misst man häufig die Bruchstücke NT-pro ANP und NT-pro BNP.

Wie viel? BNP

▶ Frauen	< 150 pg/ml
▶ Männer	< 100 pg/ml

NT-pro-BNP

▶ Frauen: unter 50 Jahre	< 155 pg/ml
▶ Männer: unter 50 Jahre	< 84 pg/ml
▶ Frauen: 50–65 Jahre	< 222 pg/ml
▶ Männer: 50–65 Jahre	< 194 pg/ml

Umrechnung der Einheiten:
pg/ml x 0,118 = pmol/l;
pmol/l x 8,457 = pg/ml

Die Werte steigen mit zunehmendem Alter an. Das Blut sollte im Liegen entnommen werden. Die Werte können laborabhängig sein sowie saisonal und tageszeitlich schwanken.

Ursachen für zu hohe Werte

▶ Herzinsuffizienz

▶ Angina Pectoris

▶ akuter Herzinfarkt (STEMI)

NYHA-Klasse	Beschreibung	BNP (pg/ml) MW ± StdAbw	NT-pro-BNP (pg/ml) MW ± StdAbw
I	Herzerkrankung ohne Beschwerden bei normaler körperlicher Belastung	178 ± 347	367 ± 350
II	eingeschränkte Belastbarkeit, Beschwerden bei starker körperlicher Belastung	270 ± 402	1 376 ± 1 590
III	Beschwerden schon bei leichter körperlicher Belastung	525 ± 576	5 298 ± 6 374
IV	manifeste Ruheinsuffizienz, Beschwerden in Ruhe	1 134 ± 1 141	8 421 ± 9 231

- ▶ Herzrhythmusstörungen
- ▶ Niereninsuffizienz (spätes Stadium)
- ▶ Dialysepatienten
- ▶ pulmonale Hypertonie
- ▶ Leberzirrhose
- ▶ Lungenembolie (Blutgerinnsel in den Lungengefäßen)
- ▶ **Medikamente**
  Betablocker (bei Bluthochdruck)
  L-Thyroxin (Schilddrüsenhormon)

Die Höhe der Hormone bzw. deren Bruchstücke lässt eine Aussage auf die Schwere einer Herzinsuffizienz zu. Die Vereinigung der amerikanischen Kardiologen (NYHA) hat die Erkrankung in vier Schweregrade eingeteilt. Die Grade korrelieren mit einem Anstieg der „Herzhormone".

Ursachen für zu niedrige Werte
- ▶ Starkes Übergewicht (Adipositas)
- ▶ **Medikamente**
  ACE-Hemmer (bei Bluthochdruck)
  Furosemid (bei Bluthochdruck, Herzschwäche)

Glykogen-phosphorylase BB

Das Enzym kommt im Gehirn und in hoher Konzentration in der Herzmuskulatur vor. Bei einem Sauerstoffmangel wird es vermehrt freigesetzt. Bereits ab der ersten Stunde soll durch GPBB ein Herzinfarkt diagnostiziert werden können. Klinische Studien zeigen derzeit aber keine Vorteile der Bestimmung von GPBB gegenüber den kardialen Troponinen.

Nieren

Die Nieren sind neben dem Darm und der Lunge ein zentrales Organ für die Ausscheidung von Stoffwechselprodukten, Medikamenten und für die Aufrechterhaltung des Elektrolyt- und Säure-Basen-Gleichgewichtes unseres Körpers.

Außerdem spielen sie eine Rolle im Wasserhaushalt, im Fettstoffwechsel und bei der Blutdruckregulation. Eine Minderleistung der Nieren wird als Niereninsuffizienz bezeichnet. Bei einer Funktionsstörung der Nieren wird die Entstehung zahlreicher Erkrankungen begünstigt, beispielsweise Gicht, Bluthochdruck, Fettstoffwechselstörungen und Diabetes. Diese Erkrankungen wiederum können die Nierenfunktion weiter beeinträchtigen – ein Teufelskreislauf.

Eine „Nierenschwäche" wird medizinisch als Niereninsuffizienz bezeichnet. Die Nieren sind dann nicht mehr in der Lage, Giftstoffe in der notwendigen Menge auszuscheiden. Die Ursache einer Niereninsuffizienz können Erkrankungen wie Diabetes, Bluthochdruck, aber auch Vergiftungen sein. Bei der schlimmsten Form, dem Nierenversagen, wird der Patient dialysepflichtig. In Deutschland sind derzeit etwa 70 000 Patienten in einer Dialysebehandlung.

Etwa 20–30 von 100 aller Patienten mit Diabetes mellitus entwickeln im Laufe der Erkrankung eine diabetische Nephropathie. Darunter versteht man nichtentzündliche Erkrankungen der Niere.

Selbst bei einer gesunden Niere nimmt die Funktion ab dem 40. Lebensjahr ab, pro Dekade um etwa zehn Prozent. Bei einer chronischen Niereninsuffizienz verschlechtert sich die Ausscheidungsfunktion der Niere stetig. Im fortgeschrittenen Stadium kann es zu einer metabolischen Azidose kommen. Hier entgleist das Säure-Basen-Gleichgewicht dramatisch. Die Folge ist eine Störung der Ausscheidung von Eiweiß und der Produktion des roten Blutfarbstoffes Hämoglobin.

Außerdem muss der Patient mehr Atemarbeit leisten und der saure pH-Wert zeigt negative Auswirkungen auf den Elektrolythaushalt.

Kreatinin

Kreatinin entsteht im Rahmen des Energiestoffwechsels aus Kreatin. Kreatin wird in der Niere, der Leber und in der Bauspeicheldrüse gebildet und zur Muskulatur transportiert. Die Höhe des Plasmakreatinins ist u. a. abhängig vom Alter, der Muskelmasse, dem Geschlecht und von Ernährungsgewohnheiten. Arbeiten die Nieren normal, wird das Kreatinin nahezu vollständig über die Nierenkörperchen (Glomeruli) filtriert.

Wenn die Nierenfunktion nachlässt, lässt die Ausscheidung von Kreatinin nach. Zur Früherkennung eines beginnenden Nierenschadens ist die Kreatininbestimmung den-

noch nicht geeignet. Erst wenn die Nierenleistung um mindestens 50 Prozent abnimmt, wird ein Kreatininanstieg im Blutserum bemerkt.

Wie hoch?

▶ Männer	< 1,1 mg/dl
▶ Frauen	< 0,8 mg/dl

Ursachen für erhöhte Werte

▶ Niereninsuffizienz

▶ Nierenschäden durch Gifte oder Medikamente

▶ Zerfall von roten Blutkörperchen

▶ Entzündung der Nierenkörperchen (Glomerulonephritis)

▶ Nierenerkrankungen durch Diabetes, Bluthochdruck, Gicht

▶ starke Flüssigkeitsverluste (Erbrechen, Durchfall)

▶ Herzinsuffizienz

Ursachen für zu niedrige Werte

▶ Abnahme der Muskelmasse

▶ Mangelernährung

▶ Schwangerschaft

Aus dem Kreatiningehalt im Sammelurin und dem Konzentrationswert im Blutserum lässt sich die Kreatinin-Clearance ermitteln und die glomeruläre Filtrationsrate (GFR) abschätzen. Diese ist wichtig für die Beurteilung der Schwere einer Nierenfunktionsstörung.

Notwendige Werte zur Ermittlung der Kreatininclearance:

▶ Kreatinin-Konzentration im Blutplasma (Serumkreatinin)

▶ Kreatinin-Konzentration aus 24-Stunden-Sammelurin

▶ Das Volumen des Sammelurins zur Ermittlung des Harnzeitvolumens in ml/min

▶ Der Korrekturfaktor F, bezogen auf $1,73\,m^2$ der Körperoberfläche, berechnet als $F = 1,73\,m^2/Körper$-oberfläche.

Bei der Sammlung des Harns müssen folgende Aspekte berücksichtigt werden:

1 Vor dem Sammeln muss die Blase einmal vollständig entleert werden. Dieser Urin wird verworfen, direkt danach beginnt die Sammelperiode.

2 Die optimale Sammelperiode beträgt 24 Stunden.

3 Urinsammlung möglichst morgens beginnen.

4 Urin während der Sammlung vollständig sammeln.

5 Zum Abschluss der Sammelperiode wird die Blase noch einmal komplett entleert, dieser Urin wird mitgesammelt.

Referenzbereiche der Kreatinin-Clearance nach Alter

	Alter	Referenzbereich (ml/min)
Männer	25 Jahre	95–140
	50 Jahre	70–115
	75 Jahre	50–80
Frauen	25 Jahre	70–110
	50 Jahre	50–100
	75 Jahre	35–60
Kinder	1–2 Wochen	25–35
	3–8 Wochen	25–55
	3–12 Monate	35–80
	> 12 Monate	>90

6 Über den Tag sollten
1,5–2 Liter getrunken werden.

Wichtig: Während der Sammlung sollte man kein Fleisch verzehren und körperliche Belastung meiden!

Fehlerquellen: Eine hohe Eiweißzufuhr, Abbau von Muskelmasse oder ein unausgeglichener Wasserhaushalt können die Ergebnisse der Kreatinin-Clearance verfälschen.

Die geschätzte GFR (estimated GFR = eGFR) kann mit unterschiedlichen Formeln berechnet werden.

Cockcroft-Gault-Formel

GFR [ml/min] = (140 – Alter [Jahre])
x Körpergewicht [kg]/72
x Serum-Kreatinin [mg/dl]
oder
0,814 x Serum-Kreatinin [µmol/l]
[x (0,85 bei Frauen)]

Medikamente, die zu falsch-hohen Werten führen können

- ▶ Askorbinsäure (Vitamin C)
- ▶ Cephalosporine (Cefazolin, Cefoxitin, Cephalotin)
- ▶ Cotrimoxazol
- ▶ Cyclosporin
- ▶ Ketonkörper (Stoffwechselabbauprodukte bei Diät oder diabetischer Entgleisung)
- ▶ Schmerzmittel wie Azetylsalizylsäure, Indometacin, Naproxen
- ▶ Glukose und Fruktose

MDRD-Formel – (Modification of Diet Renal Disease):

- ▶ GFR (ml/min/1,73 m^2) = 175
- ▶ x (Kreatinin im Serum/88,4) – 1,154
- ▶ x (Alter) – 0,203
- ▶ x (0,742 bei Frauen)
- ▶ x (1,212 bei schwarzer Hautfarbe)

Diese Formel liefert sichere Werte bei einer glomerulären Filtrationsrate < 60 ml/min/1,73 qm. Oberhalb dieses Wertes ist die Genauigkeit der Formel deutlich niedriger.

Bei der MDRD-Formel wird kein Körpergewicht für die Berechnung herangezogen, da sie die glomeruläre Filtrationsrate für eine standardisierte Körperoberfläche von 1,73 m^2 angibt. Einige Wissenschaftler bewerten diese Berechnungsformel recht kritisch.

Einteilung von Nierenschädigungen

Stadium	GFR (ml/min)	Beschreibung
1	> 90	Normale oder erhöhte GFR
2	60–89	Nierenschädigung mit geringgradiger Einschränkung der GFR
3	30–59	Nierenschädigung mit mittelschwerer Einschränkung der GFR
4	15–29	Nierenschädigung mit schwerer Einschränkung der GFR
5	< 15	Nierenversagen

INFO **RECHNER IM NETZ**
Die GFR kann mithilfe der MDRD-Formel (Modifikation of Diet in Renal Disease) oder der neuen CKD-EPI-Formel auf der Homepage www.Nierenrechner.de ermittelt werden.

Neue Formel: CKD-EPI

Die Forschungseinrichtung Chronic Kidney Disease Epidemiology Collaboration (CKD-EPI) hat eine neue, genauere Formel entwickelt, sie wird als CKD-EPI-Formel bezeichnet. Diese Methode schätzt die GFR richtiger als herkömmliche Formeln und könnte diese künftig ersetzen.

Die CKD-EPI-Formel nutzt die gleichen Parameter wie die MDRD-Formel (Alter, Geschlecht, Hautfarbe, Serumkreatinin). Sie schätzt die GFR jedoch in höheren GFR-Bereichen genauer ein, da unterschiedliche Kreatininbereiche berücksichtigt werden und beim Serumkreatinin zwischen Frauen (</> 0,7 mg/dl) und Männern (</> 0,9 mg/dl) differenziert wird. Als neuer Marker dient das Protein Cystatin C. Seine Bildung ist stabil und unabhängig vom Alter und der Körpergröße. Außerdem deckt es auch den kreatininblinden Bereich ab, also den Abfall einer glomerulären Filtrationsrate von etwas weniger als 50 Prozent, in dem das Serumkreatin noch nicht ansteigt. Die neue CKD-EPI-Formel berücksichtigt Cystatin C.

Wichtig zu wissen

Bei einer Niereninsuffizienz muss die Dosis von eingenommenen Medikamenten angepasst werden, die

Säfte mit hohen Kaliumgehalt	
Gemüsezubereitung	Kaliumgehalt pro 100g
Karottensaft	270 mg
Rote-Rübe-Saft	315 mg
Knollenselleriesaft	300 mg
Kohlrabitrunk	135 mg
Sauerkrautsaft	270 mg
Tomatensaft	220 mg
Gemüsemischsaft	> 600 mg

über die Nieren ausgeschieden werden. Die Homepage www. dosing.de ist eine wertvolle Hilfe.

 INFO **UNGENAU** Bisher existiert keine optimale GFR-Berechnung für Patienten mit akuter Nierenfunktionsverschlechterung, diabetischer Nephropathie, extremem Übergewicht, stark reduzierter Muskelmasse, massiver Proteinzufuhr oder bei Vegetariern.

Tipps für Patienten mit Niereninsuffizienz

Besonders in der Laienliteratur wird geraten, zur Basentherapie bei einer Niereninsuffizienz Gemüsesäfte einzusetzen. In Bezug auf den Kaliumgehalt ist dies bedenklich. Mit 1 Liter Gemüsesaft nimmt man bis zu 600 (!) mg Kalium auf. Kalium wird bei einer Niereninsuffizienz vermindert ausgeschieden und kann dann zu lebensbedrohlichen Rhythmusstörungen führen.

Bei einer Niereninsuffizienz ist die Niere nicht mehr in der Lage, Säuren ausreichend auszuscheiden. Die Folge kann eine chronisch latente Azidose (clA) sein. Um dies zu verhindern oder zu kompensieren, kann eine Basentherapie mit kaliumfreien Basenpräparaten sinnvoll sein. Fragen Sie hierzu Ihren Arzt oder Apotheker.

Harnsäure

Oft heißt es: „Bei Gicht ist der Harnsäurespiegel erhöht." Dies ist leider nicht ganz richtig. Bei Gicht muss der Spiegel nicht immer erhöht sein (beim Anfall kann er normal sein) und ein erhöhter Spiegel ist nicht immer gleich Gicht. Die Harnsäure ist nur ein Puzzleteilchen in der Gichtdiagnostik.

Die Harnsäure im Körper entsteht durch den Abbau von bestimmten Verbindungen, den Purinen. Deshalb wird bei Gicht meist pauschal zu einer purinarmen Ernährung geraten. Purin ist aber nicht gleich Purin! Denn nur die Purinkörper tierischen Ursprungs steigern den Harnsäurespiegel im Blut! Pflanzliche Purine haben keinen Einfluss auf den Harnsäurespiegel und solche aus Milchprodukten senken den Harnsäurewert sogar leicht.

Purine werden unter anderem mit der Nahrung aufgenommen. Sie sind besonders in Fleisch, Innereien und Hefe enthalten. Nach neueren Erkenntnissen spielen jedoch zwei Faktoren eine wesentlich bedeutsamere Rolle als Purine aus der Nahrung. Einerseits eine genetische Störung in der Ausscheidung körpereigener Purine und andererseits eine Überproduktion dieser Substanzen.

Wie viel?

Es existiert in den medizinischen Laboren kein einheitlicher Zielwert für Harnsäure im Blutserum. Ist auf dem Laborbefund eine Spanne für den Harnsäurewert angegeben, handelt es sich um Referenzintervalle, nicht um Norm- oder Zielwerte. Referenzintervalle beziehen Faktoren wie Geschlecht, Alter, ethnische Gruppe, Region und ähnlichen Kriterien mit ein. Die Referenzintervalle für Harnsäure schwanken je nach Labor zwischen 3,6 und 9,2 mg/dl.

Die Grenzwerte für die Harnsäure beruhen auf der physikalischen Gesetzmäßigkeit zur Löslichkeit von Harnsäure. Oberhalb der Löslichkeitsgrenze von 400 µmol/l beziehungsweise 6,8 mg/d (bei 37 °C, pH 7,4) fällt Harnsäure in Form von Kristallen aus, die in der Folge zu gesundheitlichen Problemen führen können.

Referenzwerte
Häufig wird bei der medikamentösen Therapie der Gicht nicht beachtet, dass diese Werte für den Patienten gelten, der keine Gicht hat!

Harnsäure im Blutserum:

▶ Männer	3,5–7,0 mg/dl
	208–416 µmol/l
▶ Frauen	2,5–6,0 mg/dl
	149–357 µmol/l

Ursachen für erhöhte Werte
- ▶ Gicht
- ▶ Lesch-Nyhan-Syndrom (seltener, vererbter Enzymdefekt im Purinstoffwechsel)
- ▶ Niereninsuffizienz
- ▶ Tumore
- ▶ rascher Gewichtsverlust
- ▶ EPH-Gestose (Erkrankung in der Schwangerschaft)
- ▶ **Medikamente**
  Entwässerungsmittel (z. B. bei Bluthochdruck)
  Azetylsalizylsäure (z. B. bei Schmerzen, Fieber, zur Thrombosevorbeugung)
  Betablocker (z. B. bei Bluthochdruck)
- ▶ **Nahrungsmittel**
  Fruktose aus Saft oder Softdrinks)
  Hefe (in Bier und in Fertiggerichten als glutamathaltiger Geschmacksverstärker)
  Innereien
  Alkohol (besonders Bier)

Ursachen für erniedrigte Werte
- ▶ Gendefekte (Xanthinurie)
- ▶ Morbus Wilson
- ▶ Leberinsuffizienz
- ▶ **Medikamente**
  Allopurinol (bei Gicht)
  Febuxostat (bei Gicht)
  Estrogene (z. B. zur Verhütung)

Zielwert bei Gicht

Die Europäische Gesellschaft für Rheumatologie (EULAR) in der Schweiz gibt als Zielwert 6,0 mg/dl an. Doch die Experten sind sich bei den Zielwerten nicht einig. In den deutschen Leitlinien z. B. der Deutschen Gesellschaft für Allgemeinmedizin und Familienmedizin (DEGAM) wird ein Harnsäurezielwert von 6,5 mg/l angegeben.

Beim Zielwert der EULAR handelt sich nicht um einen Wert, der aufgrund medizinischer Beobachtungen zustande kam, sondern um eine physikalische Gesetzmäßigkeit, nämlich der Löslichkeit von Harnsäure. Oberhalb der Löslichkeitsgrenze von 400 µmol/l beziehungsweise 6,8 mg/d (bei 37 °C, pH 7,4) fällt Harnsäure in Form von Mononatriumuratkristallen aus.

INFO

HARNSÄURE RUNTER!
Bei Gicht muss der Harnsäurewert konsequent und lebenslang unter 6,0 mg dl gesenkt werden (Zielwert EULAR).

Dabei ist zu beachten, dass nach den ärztlichen Leitlinien zwischen Hyperurikämie und Gicht unterschieden wird.

Eine Hyperurikämie liegt vor, wenn der Wert von 6,4 mg/dl überschritten wird. Um Gicht (symptomatische Hyperurikämie) handelt es sich, wenn der Harnsäurewert überschritten ist und gleichzeitig Beschwerden wie Tophi und/oder Schmerz in Form eines Gichtanfalls vorliegen. Erst bei Gicht soll nach den Leitlinien eine medikamentöse Therapie erfolgen.

Niedriger Wert und dennoch Gicht?
Bei einem akuten Gichtanfall kann trotzdem der Harnsäurewert niedrig sein und so das Ergebnis verfälschen. Wie kommt das? Die Konzentration der Harnsäure wird im Serum gemessen. Bei einem Anfall ist dort die Konzentration aber gering, weil die unlöslichen Kristalle des Harnsäuresalzes u. a. im Gelenkspalt ausfallen. Deshalb ist eine Messung erst zwei Wochen nach einem Gichtanfall sinnvoll.

Obwohl Gicht eine so bedeutsame Erkrankung ist, stehen nur zwei Medikamente zur Verfügung, Allopurinol und das neuere Febuxostat. Beim ersten Gichtanfall muss mit der Einnahme dieser Arzneistoffe gewartet werden, bis die entzündliche Reaktion abgeklungen ist. Bei einer Senkung der Harnsäure würde ansonsten der Gewebespeicher für Harnsäure geleert werden und es könnte so zu einem erneuten Anfall kommen.

Gesundheitstipps bei Hyperurikämie und Gicht

1 **Harnsäuresteigernde Purine meiden:** Tierische Lebensmittel sowie Hefe werden in schädliche Harnsäure umgewandelt. Einer der Spitzenreiter sind Innereien. In 100 g Kalbsbries (Thymusdrüse) sind 525 mg Purin enthalten, daraus werden im Körper 1 260 mg Harnsäure. Zum Vergleich: 100 g Schweinekotelett liefern „nur" 120 mg Harnsäure. Besonders purinreich sind Innereien, Krustentieren, fette Fische und Hefe (Pils, Weizenbier, Fertiggerichte mit Hefe als Geschmacksverstärker)

2 **Kaffee kann erhöhte Werte senken:** Eine Studie von der Harvard-Universität wies nach, dass Kaffee sich positiv auf Gicht auswirkt. In dieser Studie unter US-Bürgern machten 14 000 erwachsene Männer und Frauen Angaben zu ihren Ernährungsgewohnheiten, darunter auch zum Kaffeekonsum. Personen, die vier bis sechs Tassen Kaffee am Tag tranken, hatten um durchschnittlich 0,26 mg/dl niedrigere Harnsäurewerte. Bei einem Durchschnitts-Harnsäurewert von 2,3 bis 6,1 mg/dl bei Frauen und 3,6 bis 8,2 mg/dl bei Männern kann dies Auswirkungen haben.

3 **... Vitamin C wohl nicht:** Eine deutsche Richtleitlinie (DEGAM) empfiehlt als Therapie Askorbinsäure (Vitamin C). Als Quelle hierfür ist eine Studie aus dem Jahre 2009 genannt. Diese belegt, dass sehr hoch dosiertes Vitamin C das relative Risiko für Gicht bei Männern um bis zu 45 Prozent senken kann. Nach dieser Studie lieferte die beste Vorbeugung eine Dosis von mindestens 1 500 mg des Vitamins. Die Arbeitsgruppe kam zu dem Schluss, dass „eine Erhöhung der Zufuhr an Vitamin C bei der Prävention von Gicht helfen [...] kann. 500 mg senken bei Männern das Risiko, an Gicht zu erkranken, um 17 Prozent."

Bewiesen ist es also nur für Männer. Das Ergebnis sagt aus, dass das Risiko, Gicht zu bekommen, gesenkt wird, nicht, dass Ascorbinsäure in der Lage ist, eine bestehende Erkrankung günstig zu beeinflussen! Eine neuere Studie belegt allerdings die Wirkungslosigkeit von Vitamin C zur Harnsäuresenkung. Hier sind weitere Untersuchungen notwendig, bis eine abschließende Empfehlung gegeben werden kann.

4 **Wein statt Bier, das rat ich hier:** Eine Langzeitstudie zeigt, dass alkoholische Getränke das Gichtrisiko erhöhen können – ausgenommen Wein! Wer mehr als 50 g Alkohol in Form von Bier pro Tag konsumierte (entspricht ca. 1,5 l), hat, im Vergleich zu abstinent lebenden Männern, ein 2,5-fach erhöhtes Risiko für einen Gichtanfall, bei 30–49,5 g (0,9 l bis knapp 1,5 l Bier) war das Risiko immerhin noch um das 2-Fache und bei 15–29,9 g (knapp

0,5 l bis knapp 0,9 l) noch um das 1,5-Fache erhöht. Ob der erhöhte Gehalt an Purinen im Bier oder ein bisher nicht bekannter protektiver Faktor im Wein der Grund für dieses Paradoxon ist, ist nicht geklärt.

5 **Unbedingt meiden – Fruktose:** Eine Substanz sollten Patienten mit Gicht unbedingt meiden: den Fruchtzucker (Fruktose). Dieser Zucker regt im Körper die Produktion von Harnsäure an. Dabei ist mitunter Spürsinn gefragt, denn Fruktose kommt nicht nur in Früchten vor, sie wird z. B. vielen verarbeiteten Lebensmitteln zugesetzt!

6 **Finger weg von Limonaden:** Zuckerhaltige Softdrinks erhöhen ebenfalls das Risiko für Gicht. Es steigt, abhängig von der regelmäßig konsumierten Menge, deutlich an. Diätlimonaden steigern das Gichtrisiko dagegen nicht.

Prostata

Oft wächst bei Männern mit zunehmendem Alter langsam die Vorsteherdrüse, die Prostata, an.

Die Vorsteherdrüse umschließt die Harnröhre. Beginnt sie zu wuchern, drückt sie die Harnröhre zusammen und erschwert so das Wasserlassen. Bei sieben von zehn Männern über 55 Jahren beginnt die Drüse zu wachsen, die medizinische Bezeichnung dafür ist BPH (benigne Prostatahyperplasie). 30 von 100 der betroffenen älteren Männer leiden dadurch unter Blasenentleerungsstörungen. Bei diesen führen die Beschwerden zu einer Beeinträchtigung der Lebensqualität, sie werden als LUTS-Patienten (Lower Urinary Tract Symptoms) bezeichnet.

Fachleute sprechen vom BPH-Syndrom nur bei Patienten, die durch die BPH eine Blasenauslassobstruktion (Beschwerden beim Wasserlassen) aufweisen.

Bösartige Tumoren der Prostata sind die häufigste Krebsart bei Männern und betreffen diese meist in höherem Lebensalter. Risikofaktoren sind u. a. eine familiäre Häufung dieser Tumorart und vermutlich das Rauchen. Die Zahl der Fälle nimmt zu, derzeit erkranken etwa 70 000 Männer in Deutschland pro Jahr an Prostatakrebs.

Die Tastuntersuchung zur Früherkennung des Prostatakrebs können Männer ab 45 Jahren zulasten der gesetzlichen Krankenkassen in Anspruch nehmen. Nicht selten scheuen sich Männer allerdings vor dieser wichtigen Untersuchung und lassen als Alternative einen PSA-Test vornehmen. Dabei wird das Prostataspezifische Antigen (PSA) im Blutserum bestimmt. Dieser Eiweißkörper wird in der Prostata gebildet. Bei einer gutartigen Vergrößerung, einer Entzündung, aber auch bei Krebs kann dieser Wert ansteigen. Bei einem erhöhten Wert kann der Arzt einen transrektalen Ultraschall (TRUS) oder eine Biopsie (Gewebeentnahme) durchführen.

Der PSA-Wert wird erhoben, wenn eine Tumoroperation stattgefunden hat, um zu überprüfen, ob der PSA-Wert in der Folge wieder ansteigt. Seit Langem schon diskutieren Mediziner außerdem über den Wert des PSA-Tests zur Früherkennung von Prostata-Tumoren und darüber, ob eine Bestimmung flächendeckend eingeführt werden soll.

Bei der ERSPC-Studie (European Randomised Study of Screening for Prostate Cancer) wurden 162 000 Männer im Alter von 50 bis 74 Jahren in zwei Gruppen geteilt. Eine Hälfte führte alle vier Jahre den PSA-Test durch und wurde bei erhöhten Werten weiter untersucht, die übrigen nicht.

Es zeigte sich, dass der PSA-Test bei Männern zwischen 55 und 69 Jahren das Risiko an Prostatakrebs zu sterben senkte. Allerdings ist ein Blick auf die Zahlen zur Einordnung sinnvoll:

In der Gruppe derer, die den PSA-Test durchführten, starben 5 von 1 000 Männern an Prostatakrebs.

In der Gruppe, die die Früherkennung nicht angeboten bekam, starben 6 von 1 000 Studienteilnehmern an Prostatakrebs.

Wie hoch soll der PSA-Wert sein?	
Lebensalter	PSA-Konzentration im Blutserum in ng/ml
40–49	0,0 –2,5
50–59	0,0–3,5
60–69	0,0–4,5
70–79	0,0–6,5

Das heißt, das Screening auf Prostatakrebs kann einen von 1 000 Männern vor dem Tod durch Prostatakrebs bewahren.

Zweite Studie zum PSA-Screening

Eine zweite Studie wurde in den USA zur Früherkennung von Prostatakrebs mithilfe des PSA-Test durchgeführt. Bei dieser Studie konnten die Wissenschaftler keinen positiven Effekt durch das Screening nachweisen. Dafür kann es verschiedenen Gründe geben, zum einen, dass nur eine im Vergleich kleine Gruppe an der Studie beteiligt war. Zum anderen, hatten wohl viele der beteiligten Männer zwar nicht in der Studie, aber doch privat einen PSA-Test durchführen lassen.

Urteil des MDS

Der Medizinische Dienst des Spitzenverbandes Bund der Krankenkassen (MDS) beurteilt in seinem Igel-Monitor den PSA-Test zur Früherkennung von Prostatakrebs als „tendenziell negativ" (7/2013; ausführlich unter www.igel-monitor.de). In die Bewertung gingen hierbei sowohl der geringe Nutzen als auch die Schäden insbesondere durch Überdiagnosen ein.

Fehlerquellen

48 Stunden vor Blutentnahme darf keine rektale Prostata-Untersuchung durchführt werden, dies könnte zu falsch-hohen Ergebnissen führen. Das freie PSA hat eine kurze Halbwertzeit (2,5 Stunden), deshalb können falsch-niedrige Werte bei längeren Transportzeiten des Untersuchungsmaterials auftreten.

Ursachen für zu hohe Werte

- ► Entzündung der Prostata
- ► gutartige Prostatavergrößerung (benigne Prostatahyperplasie, BPS)
- ► Harnstau
- ► Mechanische Reizung der Prostata (Untersuchung, längere Fahrradfahrten)
- ► Prostatakarzinom

Prostate Health Index (PHI)

Der PHI ist eine neue Entscheidungshilfe, die im Rahmen der Prostatakrebs-Früherkennung Auskunft über die Wahrscheinlichkeit geben kann, ob bei einem Patienten mit einem PSA-Wert im Bereich zwischen 2 und 10 ng/ml ein Prostatakarzinom vorliegt. Dadurch können unnötige Biopsien vermieden werden.

Bei diesem Test werden die drei Prostatawerte Gesamt-PSA (tPSA), das freie PSA (fPSA) und das [-2]pro-PSA nach einer komplexen Formel zusammengeführt und daraus das Risiko errechnet.

Alle drei Werte müssen aus derselben Blutprobe bestimmt werden, und diese muss unbedingt in einem Kühlbehälter verschickt und innerhalb von 24 Stunden verarbeitet worden sein! Die Kosten für den PHI betragen etwa 100 € und werden von den gesetzlichen Krankenkassen bisher nicht übernommen.

Wie hoch ist der PHI-Quotient?

> ► < 15 % verdächtig auf ein Prostata-Karzinom, dringend Abklärung empfohlen!

> ► 15–20 % Grauzone, mindestens Verlaufsbeobachtung empfohlen

> ► > 20 % meist gutartige Veränderungen als Ursache

Weiterhin gibt es inzwischen einen molekulargenetischen Test auf PCA 3 (Prostate Cancer Gene 3) der die Ergebnisse ergänzen kann.

Tipps für Patienten mit gutartigen Prostatabeschwerden

Bei der Therapie der Anfangsstadien des benignen Prostatasyndroms haben pflanzliche Arzneimittel eine traditionell herausragende Rolle, unter anderem Sägepalmenfrüchte (Sabal serrula), Brennnesselwurzel (Urticaria spezies), Kürbissamen (Cucurbita pepo), südafrikanisches Sternengras (Hypoxis rooperi, Sitosterol-Präparate) und vieles mehr.

Die Wirksamkeit konnte allerdings für keines der angebotenen Mittel bisher belegt werden. Einzig für Präparate, in denen Phytosterol enthalten ist, gibt es die Bewertung „mit Einschränkung geeignet" (siehe www.medikamente-im-test.de), um die Beschwerden einer gutartigen Prostatavergrößerung zu behandeln.

Schilddrüse

Sie ist so leicht wie eine Schachtel Streichhölzer, umschließt eine Röhre und umgibt sich mit Lappen: die Schilddrüse. So klein das Organ mit der Form eines Schmetterlings auch ist, so groß ist die Auswirkung auf den Organismus, wenn es zu Störungen oder Entzündungen kommt.

Fakten zur Schilddrüse

- Knapp jeder dritte Erwachsene in Deutschland hat eine vergrößerte Schilddrüse.
- Für Erkennung und Behandlung von Schilddrüsenerkrankungen müssen jährlich über 1,1 Milliarden Euro ausgegeben werden.
- Beim Mann kann Thyroxinmangel die Spermienproduktion und -beweglichkeit stören.
- Wie Schwangerschaft verstärkt auch die Pille den Jodmangel.

- Östrogene senken den Anteil wirksamer Schilddrüsenhormone im Blut.
- In Deutschland entwickelt jede achte Schwangere eine Schilddrüsenunterfunktion.
- Frauen haben eine 3- bis 4-fach höhere Krankheitshäufigkeit bei fast allen Schilddrüsenkrankheiten als Männer.

Die Schilddrüse und ihre Hormone haben Auswirkungen auf zahlreiche Funktionen im Körper:

- Entwicklung, Wachstum und Funktion von Gehirn, ZNS, Skelett, Eierstöcke, Hoden
- Stoffwechsel von Kohlenhydraten, Fetten, Eiweißen
- Mineralhaushalt
- Wasserhaushalt
- Sauerstoffverbrauch

- gastrointestinale Funktionen (Magen und Darm)
- Sekretion von Gastrin, Magensäure
- Enzyme der Bauchspeicheldrüse
- Insulin
- geistige Entwicklung und Leistungsfähigkeit, Psyche

Die Schilddrüse kann auf unterschiedliche Weise erkranken:
- Schilddrüsenüberfunktion (Hyperthyreose)
- Schilddrüsenunterfunktion (Hypothyreose)
- Entzündungen der Schilddrüse (Thyreoditis)
- autoimmune Thyreoditis

Schilddrüsenhormone

Trijodthyronin (T3) und **Tetrajodthyronin** (Thyroxin, T4) sind Schilddrüsenhormone. Für ihre Produktion benötigt die Schilddrüse Jod. Bei Bedarf werden die Hormone vom Speicherprotein Thyreoglobulin abgespalten und in das Blut abgegeben. Die Schilddrüsenhormone sind dort zu über 99 Prozent an Eiweißkörper gebunden. In dieser Form sind sie für den Organismus jedoch nicht wirksam. Nur die freien, ungebunden

Formen sind aktiv. Diese werden als fT3 und fT4 bezeichnet. T3 ist erheblich wirksamer als T4.

TSH (T = Thyroidea = Schilddrüse, S = stimulierendes, H = Hormon) ist ein Steuerungshormon, das von der Hirnanhangsdrüse ausgeschüttet wird. Es wird auch Thyreotropin genannt und veranlasst die Schilddrüse, vermehrt T3 und T4 zu bilden.

Bei niedrigen T3- oder T4-Spiegeln schüttet der Hypothalamus das **TSH-Releasing-Hormon** (TRH) aus. Dieses veranlasst den Hypophysenvorderlappen, das Thyreoidea-stimulierende Hormon (TSH) in die Blutbahn abzugeben. TSH reguliert die Aufnahme von Jod in die Schilddrüse und damit die Bildung von T3 und T4. Hohe Spiegel dieser Hormone drosseln die TRH-Ausschüttung und somit ihre eigene Bildung.

Bei einem Verdacht auf eine Funktionsstörung der Schilddrüse wird zunächst der TSH-Spiegel im Blutserum bestimmt. Ein normaler TSH-Wert schließt eine Schilddrüsenfunktionsstörung weitestgehend aus. Liegt dieser Wert außerhalb des Referenzbereichs, werden zusätzlich T3 und T4 oder fT3 und fT4 bestimmt.

Dann ist eine Aussage möglich, ob ein leichte (latente) oder ausgeprägte (manifeste) Störung vorliegt. Bei der latenten Überfunktion und der latenten Unterfunktion sind die Werte von T4 und T3 meist im Normbereich, der TSH-Wert ist bei einer Überfunktion erniedrigt, bei einer Unterfunktion erhöht.

Folgende Medikamente führen zu einer Abnahme der TSH-Abgabe ins Blut:

- Dopamin (in der Intensivmedizin zur Kreislaufstabilisierung)
- Bromocriptin (bei Parkinsonkrankheit)
- L-Dopa (z. B. bei Parkinsonkrankheit)
- Somatostatin (hemmt die Drüsensekretion)
- Kortikosteroide (z. B. bei Entzündungen, Asthma)
- Morphin (bei sehr starken Schmerzen)
- Thyroxin, Schilddrüsenhormone

Folgende Medikamente führen zu einem Anstieg der TSH-Sekretion:

- Haloperidol (z. B. bei Schizophrenie)
- Metoclopramid (z. B. Übelkeit)

- Naloxon (bei Schmerzen)
- Lithium (bei Depressionen)
- Thyreostatika (Thiamazol, Carbimazol, Propylthiouracil, Natriumperchlorat)

Schilddrüsenerkrankungen

Grundsätzlich können Schilddrüsenerkrankungen in eine Unterfunktion (Hypothyreose) und eine Überfunktion (Hyperthyreose) eingeteilt werden. Daneben gibt es Formen mit normalen Werten (Euthyreose) oder Autoimmunerkrankungen.

Schilddrüsenunterfunktion (Hypothyreose)

0,25 bis 1,1 Prozent der Gesamtbevölkerung leiden an einer Schilddrüsenunterfunktion. Bei älteren Menschen ist die Erkrankung häufiger, die angeborenen Formen der Schilddrüsenunterfunktion kommen bei beiden Geschlechtern etwa gleich häufig vor. Beim Auftreten im Erwachsenenalter sind Frauen etwa vier- bis fünfmal häufiger betroffen als Männer.

Eine Hypothyreose kann angeboren, Folge von Jodmangel, Operationen, Arzneimittelnebenwirkungen, Strahlenschäden oder Vitaminmangel sein.

Eine Hypothyreose ist letztlich die Folge einer unzureichenden Versorgung der Körperzellen mit Schilddrüsenhormonen. Die Übergänge zwischen normaler Schilddrüsenfunktion, der subklinischen Hypothyreose und der klinisch manifesten Form sind fließend.

Symptome

Die Entwicklung verläuft sehr schleichend, deshalb werden die Symptome von den Betroffenen lange Zeit kaum wahrgenommen. Sie sind auch abhängig vom Lebensalter und von Begleiterkrankungen.

Das Kardinalsymptom am Anfang gibt es nicht. Da die Schilddrüse direkt und indirekt mit einer Vielzahl von Organsystemen verknüpft ist, ist das Beschwerdebild sehr variabel, siehe Tabelle S. 128.

Jod kann hilfreich sein

Leichtere Unterfunktionen können durch Jodzugabe ausgeglichen werden. Die Ernährung sollte fleischarm, jodreich und leicht verdaulich sein. Deutschland gilt als Jodmangelgebiet. Als vor etwa 20 000 Jahren in der Eiszeit die Gletscher in Mitteleuropa schmolzen, wurde durch die abfließenden Wassermassen das meiste Jod aus dem Boden geschwemmt. Die Ärzte der Sektion Schilddrüse der Gesellschaft für Endokrinologie sowie die Mitglieder des Arbeitskreises Jodmangel der Deutschen Gesellschaft für Ernährung empfehlen deshalb dringend die Einnahme von mehr Jod. Besonders wichtig ist die zusätzliche Jodeinnahme für:

- Schwangere, Stillende
- Kinder und Jugendliche
- alle Erwachsenen, mindestens bis zum 35. Lebensjahr

INFO

GENUG JOD

Bereits der Konsum von 5 g jodiertem Speisesalz täglich reicht aus, einen Jodmangel auszugleichen. In Deutschland wird zwar mit Jodsalz gebacken, um den Bedarf an 100 µg Jod zu decken, müsste ein Erwachsener jedoch jeden Tag 3 kg Brot essen. Um ausreichend Jod zu sich zu nehmen und mit dem positiven Zusatzeffekt Omega-(3)-Fettsäuren zu sich zu nehmen, ist es empfehlenswert regelmäßig (1- bis 2-mal pro Woche) Seefisch wie Schellfisch, Seelachs und Scholle auf den Tisch zu bringen.

Beschwerden durch Schilddrüsenunterfunktion

Herz-Kreislauf-System	langsamer Herzschlag
	niedriger Blutdruck
	hoher Blutdruck als Gegenregulation
	Herzinsuffizienz
Magen-Darm-Trakt	Appetitlosigkeit
	Verstopfung
Haut	gelblich-blasser Teint
	niedrige Hauttemperatur
	Ödeme, auch im Augenlidbereich
	trockene, nicht glänzende Haare, Haarausfall
	brüchige Fingernägel
Psyche	Müdigkeit, Abgeschlagenheit, Leistungsabfall, Antriebsarmut
	Konzentrationsstörungen
	depressive Verstimmung
	Anzeichen von Demenz
	Schwerhörigkeit
Sexualorgane	Zyklusstörungen
	Libidoverlust
	Unfruchtbarkeit
	Erektile Dysfunktion (Impotenz)
Muskulatur	herabgesetzter Muskeltonus
	Muskelschwund
Augen	enge Lidspalten
	ausdrucksloser Blick

Kropf durch Nahrung?

Strumigene Nahrungsmittel können zu einem Wachstum der Schilddrüse führen. Dies kann durch eine Hemmung der Aufnahme von Jod in die Schilddrüse entstehen (Iodinationshemmung) oder durch eine verhinderte Jodierung von T3 in das wirksame T4 in der Schilddrüse (Iodisationshemmung). Manche Pflanzen enthalten Stoffe, die die Aufnahme von Jod in die Schilddrüse hemmen. Diese sind z.B.:

- Raps
- Kohl
- Senf
- Rettich
- Rüben
- Maniok
- Mais
- Limabohnen

Andere Stoffe können dagegen zu einer Iodisationshemmung führen – also die Umwandlung von T3 zum wirksamen T4 behindern. Z.B.:

- Rüben
- Kohlrabi

Die entsprechenden Inhaltsstoffe werden teilweise beim Kochen zer-stört. Zum Teil sind diese Stoffe auch in Sommermilch enthalten.

Wichtig zu wissen

Sojaprodukte hemmen die Wirksamkeit von Medikamenten bei Schilddrüsenunterfunktion erheblich!

INFO

L-THYROXIN

Zur Therapie der Schilddrüsenunterfunktion wird als Medikament oft L-Thyroxin eingesetzt. Dieses wird von vielen Firmen angeboten. Es muss speziell bei diesen Präparaten darauf geachtet werden, dass immer das Medikament **derselben** Firma verwendet wird. Die Blutspiegel durch die einzelnen Nachahmerpräparate (Generika) und des Originals unterscheiden sich, was zu einer hormonellen Fehlfunktion führen kann. Außerdem sollen alle Präparate auf nüchternen Magen eine Stunde vor dem Frühstück mit Leitungswasser (kein Mineralwasser!) eingenommen werden. Kalzium mindert die Aufnahme in den Körper, deshalb soll vor und nach der Einnahme für 3–4 Stunden die Gabe eines Kalziumpräparates unterbleiben. Auch die Einnahme anderer Metallionen, wie z.B. Magnesium, Zink oder Eisen, können die Wirkung von L-Thyroxin deutlich hemmen.

Hyperthyreose
Schilddrüsenüberfunktion

Bei der Hyperthyreose handelt es sich um eine Überfunktion der Schilddrüse, die eine gesteigerte Produktion und Ausschüttung der Schilddrüsenhormone zur Folge hat. Sie führt zu einem krankhaft gesteigerten Stoffwechsel im gesamten Organismus (Hypermetabolismus). Eine Form der Störung ist Morbus Basedow. Auch in der Anfangsphase der Hashimoto-Thyreoiditis und bei einer Überdosierung von Schilddrüsenmedikamenten kann es zu einer Überfunktion kommen.

Junge Erwachsene mit einer Schilddrüsenüberfunktion erleiden mit 44 Prozent höherer Wahrscheinlichkeit einen Schlaganfall als Patienten mit einer gesunden Schilddrüsen-Funktion.

Symptome
Die Krankheitszeichen treten in unterschiedlichen Organsystemen auf, siehe Tabelle S. 131.

Morbus Basedow
Benannt wurde der „Morbus Basedow" nach seinem Entdecker Karl Basedow, dem Amtsarzt der Stadt Merseburg, der sie 1840 erstmals beschrieb. Sie ist gekennzeichnet durch die Merseburger Trias: Hervortreten des Augapfels (Exophthalmus), Vergrößerung der Schilddrüse (Struma) und Herzrasen.

Morbus Basedow ist eine Autoimmunerkrankung, die sich gegen das Gewebe der Schilddrüse richtet, meistens nach dem 35. Lebensjahr auftritt und überwiegend Frauen befällt. Der Körper versucht die Schädigung des Schilddrüsengewebes durch eine Überfunktion auszugleichen. Als Ursachen für diese Erkrankung können genetische Faktoren, Virusinfektionen oder äußere Faktoren verantwortlich sein.

Aus bisher noch nicht genau geklärter Ursache kommt es zu der Bildung von Antikörpern (TSH-R-Ak), die die Schilddrüse stimulieren. Für die Betroffenen besonders belastend ist die langfristige Veränderung des Aussehens. Insbesondere die hervortretenden Augen führen zu kosmetischen und klinischen Problemen. Der Verlauf zeichnet sich durch ein aktives, entzündliches und inaktives, fibröses Stadium aus.

Symptome einer Schilddrüsenüberfunktion

Herz-Kreislauf-System	schnelle Herzfrequenz
	Bluthochdruck
	Herz-Muskel-Schäden
Magen-Darm-Trakt	Durchfall
	Gewichtsabnahme trotz Heißhunger
	erhöhter Insulinbedarf bei Patienten mit Diabetes
Haut	warm-feuchte Haut
	fettige Haare
	starkes Schwitzen
Psyche	motorische Unruhe
	labile Psyche
Muskulatur/Knochen	Muskelschwäche (thyreotoxische Myopathie)
	Osteoporose
Augen	hervortretende Augen (Exopthalmus; nur bei M. Basedow)
	Glanzaugen
	Sehstörungen

Tipps für Patienten mit Schilddrüsenüberfunktion

Gegen eine Hyperthyreose ist kein Kraut gewachsen. Auch wenn immer wieder Heilpflanzen wie Salbei, Lavendel, Klette oder Zinnkraut empfohlen werden, liegen keine Beweise vor. Einige Pflanzen können sogar schädlich sein, davor warnte bereits 2005 der Forum Schilddrüse e.V.

Nicht selten wird der Lippenblütler Wolfstrapp (Lycopus europaeus) zur Therapie einer Schilddrüsenüberfunktion empfohlen. In der Tat konnte nachgewiesen werden, dass die europäische Pflanze thyreostatisch wirkt, also die Schilddrüsenüberfunktion senkt. Die Extrakte wirken als pflanzliche Hormone, hemmen den Jodumsatz und die Thyroxinausschüttung in der Schilddrüse. Wolfs-trappextrakte verändern außerdem die Sekundärstruktur des Thyreoi-dea-stimulierenden Hormons (TSH), wodurch die Hormonanbindung am Rezeptor in der Schilddrüsenmem-bran verhindert wird. Allerdings schwankt der Wirkstoffgehalt in der Pflanze. Eine hilfreiche Behandlung richtet sich nach den individuellen Schilddrüsenwerten und braucht ei-ne angepasste, gleichmäßige Dosie-rung. Daher ist mit Wolfstrapp eine Selbstbehandlung nicht sinnvoll.

Hashimoto-Thyreoiditis

Diese Sonderform der Schilddrüsen-entzündung gehört ebenfalls zu den Autoimmunerkrankungen. Hierbei wird vom Körper selbst das Schild-drüsengewebe zerstört. Es liegt meist eine Überfunktion, im Verlauf dann eine Unterfunktion vor.

Es gibt 2 Verlaufsformen:

► Hashimoto-Thyreoiditis (Autoim-munthyreopathie Typ 1A und 2A): Hierbei vergrößert sich die Schilddrüse (Struma).

► Ord-Thyreoiditis (Autoimmunthy-reopathie Typ 1B und 2B): Hier verkleinert sich die Schilddrüse.

Die entzündliche Autoimmunreakti-on geht mit hohen Konzentrationen an Autoantikörpern im Blut einher. Solche erhöhten Werte haben in Deutschland etwa drei bis sieben Prozent der Gesamtbevölkerung. Et-wa die Hälfte dieser Antikörperträger hat bereits eine manifeste oder sub-klinische Schilddrüsen-Unterfunkti-on. Bisher gibt es keine Kausalthe-rapie, es wurde lediglich die Unter-funktion, nicht direkt die Entzündung der Schilddrüse behandelt.

Selen bei Schilddrüsen-erkrankungen?

Selen spielt eine herausragende Rolle im Hormonstoffwechsel der Schild-drüse. Dennoch ist von einer unkriti-schen, langfristigen Einnahme dieses Mineralstoffes abzuraten, da Selen-salze ab bestimmten Konzentratio-nen giftig sein können.

Bei der Hashimoto-Thyreoiditis können bestimmte Selensalze sinn-voll sein. Enzymparameter verbes-serten sich unter Selengabe, und die Patienten fühlten sich insgesamt wohler. Eine zusätzliche Einnahme von Selenpräparaten (Natriumsele-nit) in hohen Dosen von 200–300 µg täglich ist nach ärztlicher Abklärung

z. B. bei Hashimoto-Thyreoiditis wahrscheinlich sinnvoll, da damit die Höhe der Antikörpertiter reduziert werden kann.

Richtige Selenverbindung wählen

Auf dem Markt werden unterschiedliche Selenverbindungen angeboten. Selenomethionin und Selenhefe sind für eine Daueranwendung nicht geeignet, da nicht ausgeschlossen werden kann, dass sich im Körper Selendepots bilden. Das Bundesinstitut für Risikobewertung hat untersagt, organische Selenverbindungen in Lebensmitteln und Nahrungsergänzungsmitteln zu verwenden.

Natriumselenit ist unbedenklicher und kann sich nicht so leicht im Körper anreichern. Es darf aber nicht gemeinsam mit Vitamin C (Ascorbinsäure) eingenommen werden (1h Abstand), sonst verliert es seine Wirkung.

Wie hoch?

Der Blick auf einzelne Schilddrüsenhormone macht meist keinen Sinn, die Diagnose, um welche Störung es sich handelt, macht die Auswertung zahlreicher Schilddrüsenparameter notwendig.

Hormonkonzentration im Serum

▶ T3: 1,4–2,8 nmol/l	0,9–1,8 µg/l
▶ fT3: 5,4–12,3 pmol/l	3,5–8,0 ng/l
▶ T4: 71–142 nmol/l	55–110 µg/l
▶ fT4: 10–23 pmol/l	8–18 ng/l
▶ TSH:	0,3–4,0 mU/l

Die Bestimmung des basalen TSH-Wertes ist die wichtigste Basisuntersuchung und steht am Anfang jeder Schilddrüsenfunktionsdiagnostik.

TSH reagiert sehr stark auf hormonelle Schwankungen, deshalb kann bei einem normalen Wert im Serum (0,4–4 mU/l) eine Über- oder Unterfunktion der Schilddrüse ausgeschlossen werden. Bei Werten außerhalb des Referenzbereichs und bei Therapiekontrollen sind Messungen der freien Schilddrüsenhormone fT_3 und/oder fT_4 erforderlich. Bei etwa 5–10 von 100 aller Patienten mit Schilddrüsenüberfunktion sind nur T3 bzw. fT3 erhöht, nicht aber T4.

Fehlerquelle

Methadon (Schmerz- und Drogenersatzmittel), Phenylbutazon (bei Gicht) und Furosemid (bei Bluthochdruck) verändern die Schilddrüsenhormonwerte durch Einfluss auf die Konzentration der Transportproteine. Salizylate und insbesondere Heparine konkurrieren um freie Bindungsstellen und erhöhen somit akut die fT_4-Konzentration.

Schilddrüsen-antikörper

Um die unterschiedlichen Erkrankungen der Schilddrüse auseinanderhalten und deren Verlauf zu beurteilen, werden neben den Schilddrüsenhormonen Antikörper bestimmt. Dies ist besonders bei autoimmunen Schilddrüsenerkrankungen wie der Hashimoto-Thyreoiditis oder Morbus Basedow von Bedeutung.

TPO-AK

Thyreo-Peroxidase-Antikörper (veraltete Bezeichnung: MAK = mikrosomale Antikörper)

TPO-AK greifen das Enzym Schilddrüsenperoxidase an, das an der Bildung der Schilddrüsenhormone beteiligt ist. Der Normbereich ist unter 35 IU/ml. Bei einem erhöhten Wert kann eine Hashimoto-Thyreoiditis vorliegen.

Tg-AK
Thyreoglobulin-Antikörper

Die Tg-AK wirken gegen das Protein Thyreoglobulin, das an der Speicherung der Schilddrüsenhormone beteiligt ist.

Bei klinischem Verdacht auf eine Hashimoto-Thyreoiditis werden die Tg-AK meist nur dann bestimmt, wenn die Messung der TPO-AK negativ ausfiel. Der Normalbereich ist kleiner als 100 U/ml. Bei einem erhöhten Wert liegt eine Hashimoto-Thyreoiditis vor.

TRAK
TSH-Rezeptor-Antikörper

Die TRAK binden an die eigentlich für das TSH vorgesehene Bindungsstelle, den Rezeptoren, an und blockieren diese. TSH kann nun seine Rezeptoren nicht mehr besetzen und keine Wirkung mehr ausüben.

Die Bestimmung wird zur Abgrenzung von einer immunogenen von einer nichtimmunogenen Hyperthyreose vorgenommen. Der Normalbereich ist kleiner als 9 U/ml. Bei einem erhöhten Wert liegt meist ein Morbus Basedow vor.

Weitere Laborwerte von A – Z

ACE
Angiotensin Converting Enzyme

ACE ist ein Enzym, das bei der Regulierung des Blutdrucks eine große Rolle spielt. Es kann den Blutdruck steigen lassen, indem es Angiotensin I in Angiotensin II umwandelt. Angiotensin II verengt die Blutgefäße. So soll in Krisensituationen der Blutdruck im Körper gesteigert werden. Bei einem chronisch erhöhten Blutdruck (Hypertonie) kann der Blutspiegel dieses Enzyms zu hoch sein.

▶ Erwachsene   8 – 52 U/l

Die Werte im Blutserum sind sehr von der gewählten Messmethode abhängig und können, beispielsweise in der Schwangerschaft, stark schwanken.

Ursachen für zu hohe Werte
▶ Aktive Sarkoidose (Boeck-Erkrankung)
▶ Morbus Gaucher (Fettspeichererkrankung)
▶ Retinopathie bei Diabetes (Augenerkrankung)
▶ Schilddrüsenüberfunktion
▶ Lepra
▶ chronische Vergiftungen mit Quarz, Asbest, Beryllium
▶ Myelom (Wucherung des Knochenmarks)
▶ **Nahrung/Genussgifte**
  Alkoholkonsum

Ursachen für zu niedrige Werte
▶ Lungenkarzinom (Lungenkrebs)
▶ Lungenerkrankungen durch Gifte
▶ chronische lymphatische Leukämie
▶ Schilddrüsenunterfunktion
▶ **Medikamente**
  ACE-Hemmer (bei Bluthochdruck, gewünschter Effekt)
  Kortison (z. B. bei Entzündungen, Asthma)

ACTH

Kortikotropin, Adrenokortikotropes Hormon

ACTH ist ein Hormon, das in einer Hirnanhangsdrüse, dem Hypophysenvorderlappen, gebildet wird. Es regt die Nebennierenrinde zur Bildung von Kortisol an. Das Hormon selbst wird von anderen Hormonen aus dem Zwischenhirn (Hypothalamus) und aus der Nebenniere in seiner Höhe reguliert.

Das Hormon wird im Blutplasma bestimmt, wenn der Kortisolspiegel außerhalb des Referenzbereiches liegt. Die Werte verlaufen zirkadian, das heißt, sie werden durch die Uhrzeit beeinflusst.

Eine Beurteilung der Werte erfolgt immer im Zusammenhang mit dem Kortisolwert.

Wie hoch?

▶ 8–10 Uhr	10–60 ng/l
	(2,2–13,2 pmol/l, laborabhängig)
▶ 20–22 Uhr	3–30 ng/l
	(0,7–6,6 pmol/l, laborabhängig)

Ursachen für zu hohe Werte

Wenn der ACTH-Wert hoch ist und gleichzeitig der Wert für Kortisol niedrig, weist diese Wertekombination auf eine Nebennierenrinden-Unterfunktion hin. Dies ist die Folge einer Nebennierenschädigung, z.B. bei Morbus Addison.

Ist allerdings der Wert für ACTH hoch und der Kortisol-Wert ebenso, können entweder Stress, körperliche Belastung oder Kälte die Ursache sein oder aber es besteht ein Cushing-Syndrom. Diese Erkrankung wird beispielsweise durch einen Tumor der Hirnanhangsdrüse (ACTH-produzierendes Adenom der Hypophyse) oder einen anderen Tumor, der selbst ACTH-produziert, hervorgerufen.

Ursachen für zu niedrige Werte

Sind sowohl ACTH-Wert als auch der Kortisol-Wert niedrig, liegt eine Nebennierenrinden-Unterfunktion vor, entweder durch die Schädigung des Hypothalamus oder des Hypophysenvorderlappens.

Ist der Wert für ACTH niedrig und zugleich der Kortisol-Wert hoch, liegt ein Cushing-Syndrom durch einen Nebennierenrindentumor vor.

ADH

Vasopressin, Antidiuretisches Hormon

ADH ist an der Regulation des Flüssigkeitshaushaltes beteiligt. Es wird auch als Medikament eingesetzt.

Wie viel?

 6 – 12 pg/l

Ursachen für zu hohe Werte

- Karzinome (Kleinzelliger Lungenkrebs)
- SIAD-Syndrom
- Lungenerkrankungen
- Schilddrüsenunterfunktion
- Blutverluste
- **Medikamente**
  Barbiturate (z. B. bei Epilepsien)

Parasympathomimetika (z. B. Darm-, Blasenlähmung, grüner Star, Demenz)
Opiate (z. B. Morphin bei Schmerzen)
Vincristin (in der Krebstherapie)
- Nikotin

Ursachen für zu niedrige Werte

- Diabetes insipidus (seltene Stoffwechselstörung, bei der große Mengen Urin wegen eines ADH-Mangels ausgeschieden werden)
- Entzündungen des zentralen Nervensystems
- **Medikamente**
  Atropin (in der Augenheilkunde, bei Herzrhythmusstörungen)
  Phenytoin (bei Epilepsien)

Adrenalin

Epinephrin

Adrenalin ist das Stresshormon. Es wird im Nebennierenmark gebildet und aus den Speicherbläschen im sympathischen Nervensystem freigesetzt und ins Blut abgegeben.

Steigt der Spiegel an, beschleunigt sich die Herzfrequenz, der Blutdruck und der Blutzuckerspiegel steigen, die Magen-Darm-Tätigkeit wird herabgesetzt und die Atmung gesteigert. Die Pupillen vergrößern sich und die Speichel- und Schweißsekretion wird vermindert.

Bei der Bestimmung im Blutplasma muss sehr „sensibel" vorgegangen werden, bereits das Warten im Stehen vor der Blutabnahme oder der Injektionsschmerz lassen den Spiegel ansteigen und verfälschen den Wert. Alternativ kann der Wert im Sammelurin gemessen werden, bestimmt wird dann das Abbauprodukt Vanillinmandelsäure.

Wie viel?

▶ Im Plasma	30 – 85 ng/l
▶ Im Urin	< 20 µg pro Tag

Ursachen für zu hohe Werte

▶ Phäochromozytom (gutartiger Tumor des Nebennierenrindenmarks, der Adrenalin oder Noradrenalin produziert)

▶ Stress

▶ Unterzuckerung

▶ **Medikamente**

trizyklische Antidepressiva

Theophyllin (z. B. bei Asthma)

L-Dopa (bei Parkinson)

MAO-Hemmer (z. B. bei Parkinsonkrankheit, Depressionen)

Betablocker (paradoxe Reaktion, bei Bluthochdruck)

Drogen (Amphetamine)

▶ **Nahrungsmittel/Gifte**
Koffein (Aufputschmittel)
Alkohol

Nikotin
Kakao/Schokolade
Bananen

Albumin

Albumin gehört wie Globulin zu den Eiweißkörpern. Es spielt eine bedeutsame Rolle bei dem Transport von Arzneistoffen im Blut. Nach der Aufnahme in den Blutkreislauf bindet sich eine Substanz an Albumin, dies wird als Plasma-Protein-Bindung bezeichnet.

Albumin transportiert nicht nur Medikamente, sondern auch Bilirubin, freie Fettsäuren, Aminosäuren, Hormone und Stoffwechselprodukte. Außerdem regelt Albumin den Druck in den Blutgefäßen. Der Wert im Urin ist ein bedeutsames Diagnosekriterium für Nierenerkrankungen.

Wie viel?

▶ Serum		3,5–5,2 g/dl
▶ Urin		< 20 mg/pro g Kreatinin
▶ Liquor		< 350 mg/l

Erhöhte Werte im Urin

▶ Frühstadium einer Nierenschädigung (Nephropathie) bei Diabetes oder Bluthochdruck

▶ Stärkere Nierenschäden durch Diabetes, Bluthochdruck, Nierenentzündung (Glomerulonephritis)

▶ Kollagenosen (entzündliche Autoimmunerkrankungen des Bindegewebes)

- ► Amyloidose (Anreicherung von verändertem Eiweiß im Zellzwischenraum)

Unter Proteinurie versteht man das vermehrte Ausscheiden von Eiweiß im Harn. Dies ist der Fall, wenn mehr als 150 mg Eiweiß pro Tag über die Nieren ausgeschieden werden. Dies kann mithilfe von Teststäbchen erfasst werden.

Ursachen für zu hohe Werte im Serum
- ► Dehydratation (Verlust von Körperwasser, beispielsweise infolge von Durchfall oder Erbrechen)

Ursachen für zu niedrige Werte im Serum
- ► Leberkrankheiten
- ► Nierenerkrankungen (nephrotisches Syndrom)
- ► akute Entzündungsreaktionen
- ► Hyperhydratation (Überschuss an Körperwasser)
- ► Eiweißverlust über den Magen-Darm-Trakt
- ► Verbrennungen
- ► Proteinmangelernährung
- ► Schwangerschaft
- ► Lungenerkrankungen (akutes Lungenversagen, ARDS)
- ► **Ernährung**
  Eiweißmangelernährung

Aldosteron

Das Hormon Aldosteron wird in der Nebennierenrinde gebildet und reguliert die Konzentration von Natrium- und Kaliumionen im Blut.

Es ist an der Regulation des Blutdruckes beteiligt. Der Wert für Aldosteron im Blutserum wird meist bestimmt, um eine Störung der Nebennieren auszuschließen, häufig erfolgt dies im Rahmen einer Bluthochdruckdiagnostik.

Die Konzentration im Blutserum ist von der Lage des Patienten und von seinem Ruhemodus abhängig. Bewegung und eine aufrechte Körperhaltung steigern den Aldosterongehalt im Serum erheblich.

Wie viel?

► **liegend gemessen**   20 – 150 ng/l

Ursachen für zu hohe Werte

► Herzminderleistung (Herzinsuffizienz)

► Lebererkrankungen

► Nierenerkrankungen (Bartter-Syndrom, Aszites, Nierenarterienverengung)

► Überfunktion der Nebennierenrinde (Conn-Syndrom)

► Stressreaktionen

► nach operativen Eingriffen

► **Medikamente**

Entwässerungsmittel (Diuretika, bei Bluthochdruck)

Abführmittel (Laxanzien, außer Quellmittel und Macrogol)

bei Einnahme von Ovulationshemmern („Pille")

Ursachen für zu niedrige Werte

► Aldosteronmangel durch eine Erkrankung der Nebennierenrinde (Morbus Addison)

► **Medikamente**

Kortison (bei Entzündungen, Asthma)

Betablocker (bei Bluthochdruck)

Protonenpumpenhemmer (z. B. bei Sodbrennen)

Alpha-1-Antitrypsin

Alpha-1-Antitrypsin ist ein Enzym, das den Abbau bestimmter Eiweiße hemmt. Produziert wird es vor allem in Leber- und Lungenzellen. Bei einem genetisch bedingten Mangel steigt das Risiko vor allem für Leber- und Lungenkrankheiten. Bei einer Entzündung steigt der Wert an, dies unterstützt den Körper, bei seiner Aufgabe eine Entzündungsreaktion einzudämmen.

Ein genetischer Alpha-1-Antitrypsin-Mangel (auch Laurell-Eriksson-Syndrom oder AAT-Defizit) ist eine Erbkrankheit. Alpha-1-Antitrypsin (AAT) wird dann nicht richtig, vermindert oder gar nicht mehr gebildet. Die Folge sind Gewebeschäden an der Leber oder der Lunge.

Wie hoch?
Werte im Blutserum

 0,9–2,0 g/l

Ursachen für zu hohe Werte
- ► Entzündungen
- ► Tuberkulose
- ► Schwangerschaft
- ► **Medikamente** orale Kontrazeptiva („Pille")

Ursachen für zu niedrige Werte
- ► Leberzirrhose
- ► Hepatitis
- ► Entzündung des Unterhaut- fettgewebes (Pannikulitis)

Amylase

Das **Enzym Amylase** spaltet große Zuckermoleküle, um sie für den menschlichen Organismus verwertbar zu machen. Man unterscheidet dabei die Alpha-Amylasen und die Beta-Amylasen. Außerdem werden die Enzyme nach dem Wirkort eingeteilt:

Amylase in den Speicheldrüsen wird als **S-Amylase** und die in der Bauchspeicheldrüse (Pankreas) als **P-Amylase** bezeichnet. Der Wert wird erhoben, um den Verlauf einer Bauchspeicheldrüsenentzündung beurteilen zu können. Bei Alkoholkrankheit ist die S-Amylase erhöht.

Die Bauchspeicheldrüse produziert einerseits Insulin (endokrine Funktion), aber auch Enzyme für die Verdauung (exokrine Funktion).

Bei einer Entzündung der Bauchspeicheldrüse sind die Verdauungsenzyme so stark aktiviert, dass sich das Organ selber verdaut. Bei einer akuten Entzündung kommt es zu sehr starken Schmerzen, Übelkeit und Erbrechen. In den meisten Fällen liegt ein Alkoholmissbrauch vor.

Wie viel?
Werte im Blutserum

▶ Neugeborene	bis 80 U/l
▶ bis 14 Jahre	bis 100 U/l
▶ Erwachsene	bis 120 U/l

Ursachen für zu hohe Werte

- ▶ Erkrankungen der Bauchspeicheldrüse (Pankreatitis, Tumore)
- ▶ Nierenversagen
- ▶ Lebererkrankungen (Zirrhose, Entzündung, Tumore)
- ▶ Mumps, Entzündung der Ohrspeicheldrüse (Speichelamylase)
- ▶ endoskopische Pankreasganguntersuchung (ERCP)

- Anorexie/Bulimie (Magersucht/ Ess-Brechsucht)
- chronisch-entzündliche Darm- erkrankungen (Morbus Crohn, Colitis ulcerosa)
- **Medikamente**
  Azetylsalizylsäure (z. B. bei Fieber, Schmerzen)
  Asparaginase (Krebstherapie)
  atropinähnliche Substanzen (z. B. Butylscopolamin bei Koliken oder Mittel bei Harninkontinenz)
  Cisplatin (in der Krebstherapie)
  Entwässerungsmittel (bei Blut- hochdruck)
  Hydroxyethylstärke (in Infusionen)
  Indometazin (bei Schmerzen)

Kontrazeptiva (zur Verhütung)
Methyldopa (bei Bluthochdruck)
Opiate (z. B. Codein, Morphin, Pentazocin bei Schmerzen)
Röntgenkontrastmittel
Tetrazykline (bei Infektionen)

Ursachen für zu niedrige Werte
- Übergewicht (Adipositas)
- Erkrankungen der Bauchspeichel- drüse (Nekrosen)
- Lebererkrankungen (Eklampsie in der Schwangerschaft, Leber- nekrose)
- schwere Verbrennungen
- Eiweißmangelernährung

BGA
Blut-Gas-Analyse

Zu den Blutgasen gehören die Atem- gase Sauerstoff (O_2) und Kohlendioxid (CO_2). Weitere Parameter der BGA sind der Basenüberschuss (BE), pH- Wert sowie das Bikarbonat (HCO_3^-).

Neben der Niere ist die Lunge sehr wichtig für den Säuren-Basen- Haushalt. Bei einer Störung der At- mung kann Kohlendioxid nicht aus- reichend abgeatmet werden. Die verbleibende Kohlensäure lässt das Blut übersäuern. Diesen Zustand nennt man **Azidose**. Wird vermehrt Kohlendioxid abgegeben, wird das Blut basisch, man spricht in diesem Fall von einer **Alkalose**. Die Blutgaswerte werden meist nur in der Klinik gemessen. Dazu kann das Blut auf zwei Arten entnommen werden. Entweder es wird aus einer Arterie entnommen oder oder es wird aus dem Ohrläppchen, nachdem die Durchblutung dort gesteigert wurde (Hyperämisierung), Blut abgenommen. Beide Probenarten lassen einen Rückschluss auf den Schweregrad einer Atem- oder Stoffwechselstörung zu.

Wie viel?

Referenzbereiche

▶ pH	7,35–7,45
▶ pO_2 (Sauerstoffpartialdruck)	75–100 mmHg
▶ pCO_2 (Kohlendioxidpartialdruck)	35–45 mmHg
▶ HCO_3^- St. (Standardbikarbonat)	22–26 mmol/l
▶ BE (Basenüberschuss)	(-2) bis (+2) mmol/l
▶ O_2-Sättigung	94–98 %

pO_2 (Sauerstoffpartialdruck)

Die Normwerte für den arteriellen Sauerstoffpartialdruck sind altersabhängig und schwanken zwischen etwa 75 mmHg (10,8 kPa) (60–70 Jahre) und 100 mmHg (12,5 kPa) (20–30 Jahre).

pCO_2 (Kohlendioxidpartialdruck)

Der normale Kohlendioxidpartialdruck ist altersunabhängig und liegt im Bereich 35–45 mmHg (4,7–6,1 kPa). Abweichungen können durch chronische Erkrankungen entstehen. Patienten mit chronisch obstruktiver Lungenerkrankung beispielsweise haben häufig einen erhöhten pCO_2-Druck.

pH (pH-Wert)

Der pH ist eine Messgröße der H^+-Ionen-Konzentration. Die Abkürzung pH bedeutet „potentia Hydrogenii", was so viel wie „Stärke des Wasserstoffs" bedeutet. Wasserstoffionen sind der Bestandteil jeder Säure. Bei einem pH-Wert von 1 bis 6,9 ist das Medium sauer. Je kleiner der Wert, desto saurer das Medium. Der Neutralwert beträgt 7,0. Zwischen 7,1 und 14 ist die Lösung basisch. Man spricht auch von einer alkalischen Lösung oder einer Lauge. Je höher der Wert, desto basischer ist die Lösung.

Abweichungen vom Referenzbereich (7,35–7,45) können unterschiedliche Ursachen haben. Zum einen kann eine respiratorische (atmungsbedingte) Störung zugrunde liegen, zum anderen eine metabolische (stoffwechselbedingte) Störung.

HCO_3^- (Bikarbonatkonzentration)

(aktuelles oder Standardbikarbonat $aHCO_3^-$ bzw. $StHCO_3^-$) Der Referenzbereich für Bikarbonat im Blut liegt im Bereich 22–26 mmol/l. Dieser Wert wird nicht durch atmungsbedingte Störungen beeinflusst und ist daher geeignet zur Diagnostik einer metabolischen Störung.

Ursachen einer respiratorischen Azidose (pH-Wert < 7,36)

- Verlegung der Atemwege
- Verhinderung des Gasaustauschs in der Lunge (Lungenödem, Fibrose, Emphysem)
- Lungenentzündung (Pneumonie)
- Verlust von Lungengewebe (Tuberkulose)
- Mangelnder Atemantrieb (Überdosierung mit Opiaten)

- Lähmung der Atemmuskulatur (Vergiftungen, Muskelrelaxanzien, Lähmungen)

Ursachen einer metabolischen Azidose (pH-Wert < 7,36)

- Nierenschwäche oder Stoffwechselerkrankungen
- Diabetes mellitus (Säuren fallen im Stoffwechsel an)
- Gicht, Hyperurikämie
- schwere körperlicher Arbeit, Sport
- starker Durchfall
- Vergiftungen
- **Medikamente**

  Azetylsalizylsäure (z. B. bei Fieber, Schmerzen)

  Diclofenac (z. B. bei Gelenkschmerzen)

  Kortikoide (z. B. bei Entzündungen, Asthma)

Ursachen einer respiratorischen Alkalose (pH-Wert > 7,44)

- Lungenerkrankungen (COPD, Lungenfibrose)
- Herzfehler
- Höhenaufenthalt (hypobare Hypoxie)

Der Körper versucht diese Störung auszugleichen, indem die Niere vermehrt Bikarbonat mit dem Harn ausscheidet.

Ursachen einer metabolischen Alkalose (pH-Wert > 7,44)

- Starkes Erbrechen
- Durchfall
- Magersucht
- Hypokaliämie
- **Medikamente**

  Überdosierung von basischen Substanzen

  Entwässerungsmittel (bei Bluthochdruck)

  Abführmittel (bei Verstopfung)

Die Gründe für eine metabolische Azidose sind entweder ein Überschuss an Bikarbonat, Zitrat oder Laktat (Additionsazidose) oder ein Mangel an Wasserstoffionen (Substraktionsalkalose).

Basenabweichung BE (Base excess)

Der BE ist die Basenabweichung, die angibt, wie viel Säure oder Base zur Normalisierung von einem Liter Blut auf einen pH von 7,4 notwendig ist (bei einem pCO_2 von 40 mmHg (5,35 kPa) und 37 °C).

Er wird nicht vom pCO_2 beeinflusst und ist somit auch ein zuverlässiger Parameter zur Diagnostik einer metabolischen Störung. Der Wert kann bei einem Mangel an Basen negativ sein, bei einem Überschuss positiv.

- Metabolische Alkalose BE > 2 mmol/l
- Metabolische Azidose BE < −2 mmol/l

Sauerstoffsättigung SO2%

Die Messgrößen $aHCO_3^-$ und BE werden errechnet und sind auf Standardgrößen bezogen (vollgesättigtes Blut, pCO_2 = 40 mmHg (5,35 kPa), 37 °C Körpertemperatur).

		pH	pCO2	HCO3⁻st.
metabolische	Azidose	▼	▼	▼
respiratorische			▲	▲
metabolische	Alkalose	▲	▲	▲
respiratorische			▼	▼

Fehlerquellen

- Bei nicht ausreichender Hyperämisierung (verstärkte Durchblutung) des Ohrläppchens kommt es zu niedrigen pO_2- und zu hohen pCO_2-Werten.

- Bei der Probenahme kann versehentlich Luft angesaugt werden. Das kann zu falsch-hohen pO_2- sowie zu falsch-niedrigen pCO_2-Werten führen.

- Bei der Probenahme aus einem Arterienkatheter muss der Totraum beachtet werden.
- Bei der Probenahme durch eine Spritze darf keine Luft durch die Spritzenwand diffundieren.

Blutgruppen

Es existieren über 30 Blutgruppensysteme. Die meisten davon sind für den medizinischen Alltag nicht bedeutsam, können bei speziellen Erkrankungen jedoch wichtig sein. Die zwei wichtigsten Systeme sind das ABO-System und das Rhesus-System.

ABO-System

1901 entdeckte der Pathologe Karl Landsteiner das erste menschliche Blutgruppensystem und nannte es ABO-System. Das ABO-System ist das wichtigste Merkmal für Bluttransfusionen. Es beinhaltet die vier Phänotypen A, B, AB und O, welche jeweils für eine andere Kohlenhydratkette an der Erythrozytenmembran stehen. In Europa ist der häufigste Typ Blutgruppe A (42%), gefolgt von Blutgruppe O (37%). Im Serum von Personen mit Blutgruppe A finden sich normalerweise Antikörper gegen das B-Antigen und umgekehrt.

- Besitzt man (nur) das Antigen A, dann hat man die Blutgruppe A.
- Besitzt man (nur) das Antigen B, dann hat man die Blutgruppe B.

- Besitzt man das Antigen A und das Antigen B, dann hat man die Blutgruppe AB.
- Besitzt man weder das Antigen A, noch das Antigen B, dann hat man die Blutgruppe 0.

Blutspende

Bei Blutgruppe 0 fehlen die A- und B-Antigene, sodass jeder Patient Blut der Gruppe 0 empfangen kann. Personen mit Blutgruppe 0 können jedoch selbst nur Blut der eigenen Gruppe empfangen, da sie A- und B-Antikörper besitzen.

Rhesus-System

Landsteiner wollte Antikörper gegen Erythrozyten des Rhesusaffen in Kaninchen und Meerschweinchen produzieren. Dabei entdeckte er, dass dieselben Antikörper auch beim Menschen die Erythrozyten verklumpen lassen. Der Rhesusfaktor ist ein Blutgruppenmerkmal, das auf der Oberfläche der roten Blutkörperchen sitzt und sich vererbt. Es handelt sich um ein Protein, das auch als D-Antigen bekannt ist.

Etwa 85 % der mitteleuropäischen Bevölkerung sind Rhesus-positiv.

Wenn ein entsprechendes Antiserum die menschlichen Erythrozyten verklumpen lässt, besitzen die Erythrozyten den Rhesusfaktor. Das Blut ist Rh-positiv, kommt es zu keiner Reaktion, ist es Rh-negativ.

Besitzt eine Person das Rhesusfaktor-D-Antigen, so ist sie Rhesuspositiv und man schreibt „Rh(D)+“, „Rh+“, „Rh“ oder in Abhängigkeit des Genotyps „Dd“, „dD“, „DD“, selten auch „RH1“.

Besitzt eine Person kein Rhesusfaktor-D-Antigen, so ist sie Rhesusnegativ und man schreibt „Rh(D)–“, „Rh–“, „rh“ oder „dd“.

Der Rhesusfaktor ist während der Schwangerschaft wichtig, wenn eine Rh-negative Mutter ein Rh-positives Kind trägt. Dafür ist dann ein Rh-positiver Vater verantwortlich. Besonders während der Geburt dieses 1. Kindes gelangt eine größere Menge kindliches Rh-positives Blut in den Kreislauf der Rh-negativen Mutter. Dabei werden Antikörper dagegen gebildet und zerstören das eingedrungene Blut des Kindes. Die Gedächtniszellen sorgen dafür, dass bei einer künftigen Schwangerschaft sehr rasch Antikörper gegen das kindliche Blut des ebenfalls Rh-positiven 2.

Kindes gebildet werden. Dies führt zu einer Zerstörung der kindlichen Erythrozyten und zu einer Blutkrankheit im zweiten Fötus. Sie wird als Erythroblastosis fetalis oder Erythroblastose bezeichnet. Auswirkungen können Hirn-, Haut- und Milzschäden sein.

Durch Untersuchungen während der Schwangerschaft und eine eingeleitete Therapie können nahezu alle Probleme im Vorfeld behoben werden.

Diaminoxidase

Diaminoxidase (DAO) ist ein Enzym, das das allergene Histamin im Körper abbaut. Ist der Gehalt an DAO zu niedrig, kann es zu einer Histaminintoleranz (HIT) kommen.

Bei einer **Histaminintoleranz** handelt es sich um keine echte Allergie im klassischen Sinne. In den Fällen einer Intoleranz kann der Körper aufgenommenes Histamin nicht ausreichend abbauen. In Rotwein, gereiftem Käse, Rohwurst, Tomaten und Sauerkraut sind zum Teil erhebliche Mengen an Histamin. Spitzenreiter unter den histaminreichen Nahrungsmitteln ist Thunfisch. Bei den Patienten kommt es nach Genuss dieser Nahrungsmittel zu einer enteralen Histaminose. (Histaminintoleranz) Die Aktivität der Diaminoxidase (DAO) im Darm wird gehemmt und Histamin dadurch vermindert abgebaut.

Die Folgen dieser Vorgänge sind Kopfschmerzen, Kreislaufbeschwerden und Hautausschlag. Neben Histamin zählt auch Serotonin zu den biogenen Aminen. Es kommt unter anderem in Walnüssen, Bananen und Ananas verstärkt vor.

Referenzwerte

- ▶ DAO im Blutserum
  > 4,5 U/ml

- ▶ Histamin im 2. Morgenurin
  10 – 50 µg/g Kreatinin

- ▶ Histamin im 12-Stunden-Sammelurin
  5 – 25 µg

DAO-Aktivität

- ▶ **< 3 U/ml:** Histamin-Intoleranz anzunehmen

- ▶ **3 – 10 U/ml:** Histamin-Intoleranz wahrscheinlich

- ▶ **> 10 U/ml:** Histamin-Intoleranz wenig wahrscheinlich

Besonders histaminhaltige Nahrungsmittel

- ▶ Fisch (z. B. Thunfisch, Makrele, Sardelle, Fischkonserven)

- ▶ Käse (z. B. Hartkäse, Emmentaler, Camembert, Roquefort, Brie)

- ▶ Hartwurst (z. B. Dauerwurst, Salami, Rohschinken)

- ▶ Gemüse (z. B. Sauerkraut, Spinat, Tomaten)

- ▶ Alkoholische Getränke (z. B. Rotwein, Sekt, Weißwein, Bier)

Auch diese Lebensmittel enthalten biogene Amine: Schokolade, Nüsse, Ei, Milch, Ananas, Papaya, Erdbeeren.

FSH

Follikel stimulierendes Hormon

FSH reguliert gemeinsam mit dem luteinisierenden Hormon den weiblichen Zyklus. Beim Mann stimuliert es die Spermienproduktion und die Bildung des Androgen-bindenden Proteins (ABP). FSH wird in speziellen Zellen der Hirnanhangsdrüse (Hypophyse) produziert.

Wie viel?

Hormonspiegel je nach Lebens-/Zyklusphase – siehe Tabelle unten. Werte sind vom Analysegerät abhängig.

Ursachen für erhöhte Werte bei Frauen

- Unterfunktion der Eierstöcke
- vor dem Eisprung
- Zysten der Eierstöcke
- Entfernung der Eierstöcke

bei Männern:

- Unterfunktion der Hoden (primärer hypogonadotroper Hypogonadismus, Klinefelter-Syndrom)

Ursachen für zu niedrige Werte bei Frauen

- Unterfunktion der Hirnanhangsdrüse
- Tumore der Hirnanhangsdrüse
- Mangelernährung
- Stress

bei Männern

- Unterfunktion der Keimdrüsen (sekundärer hypogonadotroper Hypogonadismus)
- Störung im Bereich des Hypothalamus oder der Hypophyse

Wechselnde Hormonspiegel		
Zeit	FSH	LH
Frauen		
Follikelphase (1. Zyklusphase)	2,5–10,2 IE/l	1,9–12,5 IE/l
Ovulationsphase (um 14. Zyklustag)		8,7–76,3 IE/l
Lutealphase (2. Zyklusphase)	1,5–9,1 IE/l	0,5–16,9 IE/l
Schwangerschaft	< 0,3 IE/l	< 1,5 IE/l
unter oraler Antikonzeption (Pille)	< 4,9 IE/l	0,7–5,6 IE/l
nach dem Wechsel (Postmenopause)	23–116 IE/l	15,9–54 IE/l
Männer		
vor der Pubertät		0,2–0,8 IE/l
nach der Pubertät	1,5–18 IE/l	0,8–8,3 IE/l

LH
Luteinisierendes Hormon

LH wird in der Hirnanhangsdrüse im Gehirn gebildet und an das Blut abgegeben. Zusammen mit dem Follikel stimulierenden Hormon (FSH) reguliert LH den weiblichen Zyklus (Eibildung und -reifung).

Wie viel?
Wie hoch die Hormonspiegel je nach Lebensphase und/oder Zyklusphase sind, siehe Tabelle links. Die Werte sind stark vom Analysegerät abhängig.

Ursachen für erhöhte Werte
bei Frauen
▶ Unterfunktion der Eierstöcke
▶ vor dem Eisprung
▶ vorzeitige Wechseljahre
▶ Zysten in den Eierstöcken

bei Männern
▶ Unterfunktion der Keimdrüsen durch Störungen in den Hoden (primäre Hodeninsuffizienz, primärer Hypogonadismus)
▶ Testosteron-Rezeptor-Störungen

Ursachen für zu niedrige Werte
bei Frauen
▶ Unterfunktion der Eierstöcke
▶ Einnahme orale Kontrazeptiva („Pille")

bei Männern
▶ Unterfunktion der Keimdrüsen (sekundäre Hodeninsuffizienz, hypogonadotroper Hypogonadismus)
▶ Testosteronanwendung

Lipase

Lipasen sind Enzyme, die Fette aus der Nahrung aufspalten, damit der Körper sie verwerten kann. So werden die Triglyzeride aus der Nahrung durch die Lipasen in freie Fettsäuren umgewandelt, die der Körper dann aufnehmen kann.

Die wichtigste Lipase für die Fettverdauung ist die Lipase der Bauchspeicheldrüse. Daneben kommen Lipasen auch noch im Mund und im Magen vor.

Die Bauchspeicheldrüsen-Lipase spaltet im Darm Triglyzeride aus den Nahrungsfetten zu Diglyzeriden und freien Fettsäuren. Im Blut kommt die Lipase normalerweise kaum vor.

Wie hoch?
Werte im Blutserum

 60 U/l

Ursachen für zu hohe Werte
- Bauchspeicheldrüsenentzündung (Pankreatitis)
- Tumoren der Bauchspeicheldrüse
- Nierenschwäche
- nach einer endoskopischen Pankreasganguntersuchung (ERCP)
- Nierenversagen
- diabetische Ketoazidose
- Virushepatitis
- **Medikamente**
  Opiate (z. B. Morphin, Codein bei Schmerzen, Husten)

Von Vitamin bis Spuren- element

Vitamine

Die Bestimmung von Vitaminspiegeln ist im Allgemeinen keine Kassenleistung und der Sinn einer solchen Untersuchung wird kontrovers diskutiert. Nicht selten wird versucht, im Serum Vitamindefizite nachzuweisen, was sehr ungenau ist.

Im Gegensatz zu einer Serumdiagnostik werden bei Vollblutanalyse auch die roten Blutkörperchen einbezogen. Nach einer Hämolyse (Auflösung) werden die Mikronährstoffe, die in den roten Blutkörperchen gebunden vorliegen, freigesetzt. Vollblutanalysen sind daher für die Entdeckung eines Mikronährstoffdefizits genauer. Zahlreiche Labore bieten Haaranalysen an und versprechen eine exakte Bestimmung von Defiziten. Meist werden vom selben Labor dann spezielle Nährstoffkombinationen angeboten, um den Mangel zu kompensieren. Die Analyse und Therapie wird von den Kassen nicht übernommen. Die Messmethode ist sehr fragwürdig. Lediglich für die Analyse von Schadstoffbelastungen oder Drogenkonsum sind die Ergebnisse plausibel.

Vitamine

Das Wort „Vitamin" setzt sich zusammen aus dem lateinischen *vita* (Leben) und *amin*, was auf die chemische Struktur einer Stickstoffverbindung hinweist. Vitamine erfüllen wichtige Aufgaben im Körper. Sie sind an der Bildung von Hormonen beteiligt, helfen bei der Entgiftung, und helfen bei der Umwandlung der Nahrung in Energie. Außerdem sind sie für die Immunabwehr und den Aufbau von Körpergewebe zuständig.

Vitamin A

Retinol

Vitamin A ist der Überbegriff von natürlichen und synthetischen Substanzen, die eine biochemisch verwandte Struktur, jedoch unterschiedlichen Wirkungsweisen besitzen.

Verwandt mit Vitamin A sind die Retinoide (Abkömmlinge des Vitamin A), zu diesen gehören Retinol, Retinylester und Retinal. Betacarotin zählt zu dem erweiterten Formenkreis des Vitamin A und wird auch als Provitamin A bezeichnet.

Vitamin A wird überwiegend aus dem Abbau von Karotinoiden gebildet. Vitamin A erfüllt wichtige Aufgaben im Körper und ist für die unterschiedlichsten Vorgänge bedeutsam.

Aufgaben im Körper

- ▶ Sehvorgang
- ▶ Immunsystem
- ▶ beim Ungeborenen: Entwicklung des Skelettsystems, des Neuralrohrs und von Organen
- ▶ Zellwachstum und -schutz
- ▶ Knochenwachstum
- ▶ Hormonstoffwechsel (Schilddrüsenhormone, Testosteron u. a.)
- ▶ Eisentransport
- ▶ Entgiftungsfunktion der Leber
- ▶ Krebsschutz der Haut

Wie viel?

Werte im Blutserum

▶ Vitamin A-Mangel	$<100\,\mu g/l$
▶ Überdosierung	$1000-2000\,\mu g/l$

 INFO Eine mittelgroße Mohrrübe reicht aus oder 150 g Spinat, um die empfohlene Tagesmenge an Vitamin A abzudecken.

Symptome bei Mangel

- ▶ Degeneration der Hornhaut des Auges
- ▶ Nachtblindheit
- ▶ trockene Augen
- ▶ Wachstumsstörungen bei Kindern
- ▶ Appetitlosigkeit
- ▶ gesteigerte Infektanfälligkeit
- ▶ Lebererkrankungen
- ▶ verminderte Spermienaktivität
- ▶ Zahn- und Knochenwachstum kann vermindert werden
- ▶ Überfunktion der Schilddrüse

D-A-CH-Referenzwerte

Die biologische Wirkung von Vitamin A wird in Internationalen Einheiten (IE) beziehungsweise in Retinol-Äquivalenten (RÄ) angegeben: 3,33 IE Vitamin A = 1 µg Retinol = etwa 6 µg Carotin.

Die Menge von 1 µg Retinol wird als 1 µg Retinol-Äquivalent (RÄ) bezeichnet.

Vitamin-A-Mangel kann auch eine ernährungsbedingt erworbene Immunschwäche zur Folge haben. Selbst Kinder mit einem nur geringen Mangel zeigen im Vergleich zu Kindern, die ausreichend Vitamin A aufnehmen, eine erhöhte Anfällig-

Alter	Retinol	
	mg-Äquivalent[1]/Tag	
	Männer	Frauen
Säuglinge		
0 bis unter 4 Monate	0,5	
4 bis unter 12 Monate	0,6	
Kinder		
1 bis unter 4 Jahre	0,6	
4 bis unter 7 Jahre	0,7	
7 bis unter 10 Jahre	0,8	
10 bis unter 13 Jahre	0,9	
13 bis unter 15 Jahre	1,1	1
Jugendliche und Erwachsene		
15 bis unter 19 Jahre	1,1	0,9
19 bis unter 25 Jahre	1	0,8
25 bis unter 51 Jahre	1	0,8
51 bis unter 65 Jahre	1	0,8
65 Jahre und älter	1	0,8
Schwangere ab 4. Monat		1,1
Stillende[2]		1,5

[1] Hierbei handelt es sich um einen Schätzwert
[2] Ca. 70 µg Retinol-Äquivalente-Zulage pro 100 g Milch

keit für Atemwegserkrankungen und Durchfall. Außerdem sterben sie häufiger an Infektionskrankheiten.

Vitamin A und Auge

Für den Sehvorgang ist Retinol von großer Bedeutung. Retinal, ein Abkömmling des Vitamin A, verbindet sich mit dem Protein Opsin in den Stäbchen der Netzhaut. Opsin wird gerne als Sehpurpur bezeichnet. Einfallendes Licht löst eine chemische Reaktion aus und bildet Opsin. Dies löst eine Signalkette aus, die den Sehnerv erreicht. Die Folge eines Vitamin-A-Mangels ist eine Sehminderung bei Dunkelheit (Nachtblindheit), eine Ermüdung der Augen und eine Verhornung der Sehzellen.

Vitamin A und Schwangerschaft

Sowohl ein Vitamin-A-Überschuss als auch ein Mangel im Plasma der Mutter kann zu Gesundheitsschäden für das ungeborene Kind führen.

Ausreichende Konzentrationen von Retinol sind für eine normale embryonale Entwicklung, vor allem für die Entwicklung der Lungen, erforderlich. Außerdem reguliert eine Retinsäure das Wachstumshormon. Um der Gefahr einer Überdosierung entgegenzuwirken, wird schwangeren Frauen empfohlen, keine Vitamine in Form von Kombipräparaten zu sich zu nehmen und auf Leber sowie Lebertran zu verzichten. Vor allem im ersten Drittel der Schwangerschaft kann zu viel davon das Ungeborene schädigen.

Folsäure

Der Oberbegriff zur Folsäure – Folat – umfasst alle folatwirksamen Verbindungen, die natürlicherweise in Lebensmitteln vorkommen können. Folsäure hingegen wird nur industriell hergestellt. Der Körper wandelt Folsäure in ihre für den Körper wichtige, aktive Form, Folat, um.

Folat ist ein wasserlösliches Vitamin, das in den 1940er-Jahren entdeckt wurde. Der Name Folat leitet sich vom lateinischen Begriff „folium", das Blatt, ab, da das Vitamin zuerst aus Spinat isoliert wurde.

Folate sind oxidations-, hitze- und lichtempfindlich sowie wasserlöslich. Aus diesem Grund kann es in der Küche bei der Zubereitung und Verarbeitung folathaltiger Lebensmittel zu sehr hohen Vitaminverlusten kommen, die zwischen 35 und 70 Prozent liegen können.

Eine knappe, aber treffende Beschreibung weist Folsäure als das Fortpflanzungsvitamin aus. Aber nicht nur: als Partner von Vitamin B_{12} hat es auch Einfluss auf die Vorbeugung von Gefäßerkrankungen.

Aufgaben im Körper

Vor und während der Schwangerschaft, während der Stillzeit:

- ▶ Prophylaxe von Neuralrohrdefekten beim Fötus
- ▶ Deckung des erhöhten Bedarfs der Mutter
- ▶ Verbesserung der Spermienaktivität

Zur Nahrungsmittelergänzung:

- ▶ Prävention von Krebs (nicht belegt)
- ▶ Depressionen
- ▶ Herz-Kreislauf-Erkrankungen
- ▶ Schlaganfall

Wie viel?

Erwachsene (im Blutserum)

▶	< 2,0 µg/l	Mangel
▶	2 – 4 µg/l	„Graubereich"
▶	> 4 µg/l	ausreichend

Hinweis: In den roten Blutkörperchen sind die Folatwerte höher als im Serum.

INFO — GRÜNES BLATTGEMÜSE

wie Spinat und Salate, Tomaten, Gemüsepaprika, Vollkornprodukte, Kartoffeln und Nüsse sind reich an Folsäure.

Ursachen für einen Mangel

▶ Fehl- oder Mangelernährung

▶ Alkoholmissbrauch

▶ Absorptionsstörungen bei Erkrankungen im Verdauungstrakt (Sprue, Zöliakie, Morbus Crohn)

▶ Medikamente (Folatantagonisten, z. B. in der Krebstherapie oder als Epilepsiemittel)

▶ Erhöhter Bedarf während des Wachstums, der Schwangerschaft, Stillzeit und bei einer Form der Blutarmut (hämolytische Anämie)

▶ Rauchen

Folsäure und Schwangerschaft

Die Deutsche Gesellschaft für Ernährung e. V. (DGE) hat die Referenzwerte für die Zufuhr von Folat aktualisiert. Die neue Bewertung der wissenschaftlichen Literatur ergibt für Jugendliche und Erwachsene eine empfohlene Zufuhr von 300 µg Folat pro Tag. Bei Schwangeren und Stillenden beträgt die empfohlene Zufuhr wegen eines erhöhten Bedarfs 550 µg bzw. 450 µg Folat pro Tag.

Die erhöhte Folsäurezufuhr sollte spätestens vier Wochen vor Beginn der Schwangerschaft erfolgen und während des ersten Drittels der Schwangerschaft beibehalten werden. Das Risiko, die Folsäure überzudosieren, ist gering.

Durch die rechtzeitige Aufnahme von Folsäure in der Frühschwangerschaft könnten bis zu drei Viertel aller Neuralrohrdefekte (NRD, offener Rücken, Spina bifida) verhindert werden. Doch nicht nur zur Prophylaxe von Neuralrohrdefekten hat sich Folsäure bewährt. Auch die Häufigkeit von Gaumenspaltenbildungen und Gesichtsschäden sowie angeborenen Herzfehlern kann gesenkt werden.

Frauen mit dem niedrigsten Folatgehalt (< 150 µg/l) in den roten

Empfohlene Tageszufuhr von Nahrungsfolat	
Alter	**µg-Äquivalent[1]/Tag**
Säuglinge	
0 bis unter 4 Monate[2]	60
4 bis unter 12 Monate	80
Kinder	
1 bis unter 4 Jahre	120
4 bis unter 7 Jahre	140
7 bis unter 10 Jahre	180
10 bis unter 13 Jahre	240
13 bis unter 15 Jahre	300
Jugendliche und Erwachsene	
ab 15 Jahre	300
Schwangere	550
Stillende	450

1 Berechnet nach der Summe folatwirksamer Verbindungen in der üblichen Nahrung = Folat-Äquivalente
1 µg Folat-Äquivalten = 1 µg Nahrungsfolt = 0,5 µg synthetische Folsäure

2 Schätzwert

nach DGE „Referenzwert für die tägliche Folsäurezufuhr"

Folsäure muss im Körper erst in seine aktive Wirkform Folat umgewandelt werden. Bei der Hälfte der Frauen ist die dafür nötige Enzymaktivität aber eingeschränkt. Daher empfehlen einige Experten, ergänzend zur Folsäure das bioaktive 5-MTHF (5-Methyltetrahydrofolat) einzunehmen.

Angaben zum Folat-Gehalt erfolgen als Folat-Äquivalent [µg], wobei die Umrechnung folgendermaßen aussieht:

► 1 µg	**Folat-Äquivalent**
► = 1 µg	**Nahrungsfolat**
► = 0,5 µg	**synthetische Folsäure**

Folat ist ebenso notwendig für den Abbau der Aminosäure Homozystein. Erhöhte Homozysteinkonzentrationen im Blut begünstigen vermutlich die Entstehung von Arteriosklerose und Herz-Kreislauf-Erkrankungen wie Herzinfarkt und Schlaganfall, Depressionen und Altersdemenz. Ein Mangel kann möglicherweise außerdem bestimmte Krebsarten (Dickdarmkarzinome) begünstigen.

Blutkörperchen hatten ein achtfach höheres Risiko, ein Kind mit einem Neuralrohrdefekt zu gebären, als Frauen in der Gruppe mit den höchsten Folatgehalten.

Vitamin B$_{12}$

Die chemische Grundstruktur des Vitamin-B$_{12}$-Moleküls ist dem des roten Blutfarbstoffs Hämoglobin sehr ähnlich. Allerdings befindet sich beim Hämoglobin in der Mitte des Moleküls Eisen, bei Vitamin B$_{12}$ Kobalt. Davon leitet sich auch der chemische Name des Vitamin B$_{12}$ ab: Cobalamin.

Aufgaben im Körper

- ▶ Schutz vor Herz-Kreislauf-Erkrankungen
- ▶ Metabolismus (Umbau) von Homozystein
- ▶ Umwandlung von Folsäure in ihre aktive Form
- ▶ zentrale Rolle bei der Zellteilung und der Bildung des Erbguts
- ▶ Synthese von Myelin zum Schutz der Nervenstränge von Rückenmark und Gehirn

Vitamin B$_{12}$ wird direkt im Körper produziert: Die Dickdarmbakterien bilden Vitamin B$_{12}$, allerdings an einer Stelle, an der die Aufnahme in den Körper fast unmöglich ist.

Gehalt von Vitamin B$_{12}$ in ausgewählten Lebensmitteln	
Lebensmittel (Beispiele)	Vitamin B$_{12}$-Gehalt in µg/100 g)
Gouda-Käse	1,9
Hühnerei	1,8
Quark/Topfen	0,9
Joghurt	0,5
Kuhmilch (3,5 % Fett)	0,4
Hohes C Multivitamin-Saft	0,5
Kellogs Corn Flakes Vollkorn	0,8
Nimm2 Fruchtbonbons	9

Stammt das Vitamin B_{12} aus Lebensmitteln, wird es direkt im Magen aufgenommen. Dafür ist ein spezieller Intrinsic-Faktor notwendig, der von den Belegzellen des Magens gebildet wird, und die Magensäure (Salzsäure).

Unbestritten ist Vitamin B_{12} lebenswichtig für den Organismus, bei einem Mangelzustand kann es zu schweren Störungen kommen. Je nach Menge, Art der Verabreichung und Zielgruppe muss man die Notwendigkeit einer Therapie beurteilen.

Wie viel im Serum?

▶ < 150 pg/ml	**Mangel**
▶ 150 – 250 pg/ml	**„Graubereich"**
▶ > 250 pg/ml	**ausreichender Bestand**

Ursachen für einen Mangel

Es gibt drei wesentliche Gründe für einen Mangel an Vitamin B_{12}, die Ernährung, bestimmte Erkrankungen und einige Medikamente.

1 **Ernährung:** Ein Vitamin B_{12}-Mangel kann durch jahrzehntelange vegane, vegetarische oder falsche Ernährung entstehen. Bei einer intakten Darmflora wird bei einer Mischkosternährung ausreichend Vitamin B_{12} produziert, um einem Mangelzustand lange Zeit vorzubeugen.

2 **Erkrankungen**

Nur wenn Vitamin B_{12} nicht umgewandelt und/oder aufgenommen werden kann, kommt es zu massiven Mangelerscheinungen. Folgende Erkrankungen können dafür verantwortlich sein:

▶ Magenschleimhautentzündung/ Magengeschwüre

▶ Morbus Crohn (chronische, schubweise verlaufende Entzündung des Magen-Darm-Traktes)

▶ Zöliakie (Erkrankung der Dünndarmschleimhaut aufgrund einer Überempfindlichkeit gegen Klebereiweiß, das Gluten)

▶ Wurmbefall

▶ Alkoholabhängigkeit.

Wie bereits oben beschrieben, findet die Aufnahme des Vitamins im Magen statt. Ist die Produktion von Magensäure und dem darin enthaltenen Intrinsic-Faktor gestört, kann Vitamin B_{12} schlecht oder gar nicht mehr aufgenommen werden. Grund hierfür kann eine Schleimhauterkrankung des Magens sein.

Außerdem ist zu beachten, dass im Alter die Menge der abgegebenen Magensäure deutlich sinkt und damit auch die Aufnahme von Vitamin B_{12}.

1 **Medikamente**
Magenerkrankungen wie Gastritis oder Magengeschwüre werden mit Arzneimitteln behandelt, die die Magensäurebildung fast oder ganz verhindern oder überschüssige Salzsäure (und Gallensäuren) binden.

▶ H_2-Antihistaminika (Cimetidin, Ranitidin, Famotidin u. a.) hemmen die Säuresekretion um etwa 80 Prozent.

▶ Protonenpumpenhemmer (PPI wie Omeprazol, Pantoprazol, Rabeprazol u. a.) hemmen dosisabhängig die Säuresekretion vollständig.

▶ Antazida (z. B. Talcid® Magaldrat) binden Magensäure zu etwa 80 Prozent und je nach Zusammensetzung auch Gallensäuren.

Wenn keine oder wenig Magensäure vorhanden ist, ist auch kein Intrinsic-Faktor vorhanden und ein Vitamin-B_{12}-Mangel ist somit vorprogrammiert.

Das größte Problem dabei sind die weitverbreiteten und teilweise auch ohne ärztliches Rezept erhältlichen Magenmittel, die Protonenpumpenhemmer (z. B. mit dem Wirkstoff Omeprazo, Pantoprazol). Ohne Intrinsic-Faktor muss die Menge an eingenommenen Vitamin-B_{12}-Präparaten sehr groß sein, damit einem Mangel wirksam entgegengewirkt werden kann.

Die körpereigenen Vitaminspeicher decken über lange Zeit eine Versorgungslücke. Erst bei einer sehr langfristigen Einnahme von Magenmitteln und/oder bei weiteren Risikofaktoren für einen Mangel wie Alter, Schwangerschaft, vegane Ernährung oder Schilddrüsenerkrankungen kann der Vitamin-B_{12}-Mangel bedenklich werden.

Folgen eines Mangels
Die Folgen eines Mangels von Vitamin B_{12} können aufgrund der sehr unterschiedlichen Funktionen recht viele verschiedene Körperregionen betreffen:

▶ **allgemein:** Appetitlosigkeit, Schwäche, leichte Ermüdbarkeit,

Mangel an	Arzneimitteleinnahme	Besonders anfällige Patientengruppen
Arzneimittel, die einen Mangel an B-Vitaminen auslösen können		
Vitamin B$_1$	säurebindende Mittel	Epilepsie-Patienten
	Antiepileptika	Herz-Patienten
	Psychopharmaka	
	Schleifendiuretika	
	5-Fluorouracil (Zytostatikum)	
Vitamin B$_6$	Antiepileptika	Epilepsie-Patienten
	Koronarmittel	Herz-Patienten
	L-Dopa	Parkinson-Patienten
	Penizillamin	Frauen im gebärfähigen Alter
	orale Kontrazeptiva	
	Pyridoxinantagonisten (z. B. Hydrazin)	
Vitamin B$_{12}$	säurebindende Mittel	
	H2-Blocker	
	Protonenpumpenhemmer	
	orale Kontrazeptiva	Frauen im gebärfähigen Alter
	Neomyzin (Antibiotikum)	Menschen mit Diabetes
	Metformin (Diabetesmittel)	
Folsäure	Antiepileptika	Epilepsie-Patienten
	Diuretika	Herz-Patienten
	Azetylsalizylsäure	
	orale Kontrazeptiva	Frauen im gebärfähigen Alter
	Salazin	Menschen mit Diabetes
	Diabetesmittel	
	Folsäureantagonisten (z. B. Trimethoprim)	

Schwindel, blasse Haut und Schleimhäute, evtl. Tinnitus

- **Auge:** Störungen des Sehvermögens
- **Blut:** Störung der Erythropoese, Leuko-, Thrombozytopenie, perniziöse Anämie: makrozytär (MCV > 98 fl), hyperchrom (MCH > 34 pg)
- **Immunsystem:** Abwehrschwäche
- **neurologische Störungen/Muskulatur:** Neuralgien, Neuropathien, Parästhesien, Muskelatrophie mit Gangunsicherheit, Muskelparesen (funikuläre Myelose), Risiko für Hirnatrophie
- **neuropsychiatrische Symptome:** Gedächtnis-/Konzentrationsstörungen, depressive Verstimmungen, Halluzinationen, Psychosen

- **Schleimhäute:** Durchfall, Schleimhautatrophie, brennende Zunge (fleischig, rot/Hunter-Glossitis), Stomatitis
- **Serum:** Anstieg der Gastrin-, Homozyst(e)in- und/oder Methylmalonsäure-Serumspiegel MMS-)
- **Stoffwechsel:** indirekter Folsäuremangel

Ursachen für erhöhte Werte

- Leberkrebs
- Hepatitis (virusbedingte Leberentzündung)
- Einnahme zu hoher Konzentration von Vitaminpräparaten

Empfohlene Tageszufuhr von Vitamin B_{12} laut D-A-CH

Alter	µg/Tag	µg/MJ[1] (Nährstoffdichte)	
		m	w
Säuglinge			
0 bis unter 4 Monate[2]	0,4	0,2	0,21
4 bis unter 12 Monate	0,8	0,27	0,28
Kinder			
1 bis unter 4 Jahre	1	0,21	0,23
4 bis unter 7 Jahre	1,5	0,23	0,26
7 bis unter 10 Jahre	1,8	0,22	0,25
10 bis unter 13 Jahre	2	0,21	0,24
13 bis unter 15 Jahre	3	0,27	0,32
Jugendliche und Erwachsene			
15 bis unter 19 Jahre	3	0,28	0,35
19 bis unter 25 Jahre	3	0,28	0,37
25 bis unter 51 Jahre	3	0,29	0,38
51 bis unter 65 Jahre	3	0,33	0,41
65 Jahre und älter	3	0,36	0,43
Schwangere[3]	3,5		0,38
Stillende[4]	4		0,37

1 Berechnet für Jugendliche und Erwachsene mit überwiegend sitzender Tätigkeit (PAL-Wert 1,4)

2 Hierbei handelt es sich um einen Schätzwert

3 Zur Auffüllung der Speicher und zur Erhaltung der Nährstoffdichte

4 Ca. 0,13 µg Vitamin-B_{12}-Zulage pro 100 g sezernierte Milch

Überblick über die B-Vitamine

Name	Hauptvor-kommen	Wirksamkeit	Mangel	Erhöhter Bedarf
Vitamin B_1 (Thiamin)	Weizenkeime, Vollkorngetreide, Erbsen, Herz, Schweinefleisch, Hefe, Haferflocken, Leber, Naturreis	Nervensystem, Leberschaden, Leistungsschwäche, Schwangerschaft, Gewinnung von Energie im Körper, beeinflusst den Kohlenhydratstoffwechsel, Schilddrüsenfunktion	schwere Muskel- und Nervenstörungen, Müdigkeit, Verdauungsstörungen, Wassersucht, Herzschwäche, Krämpfe, Lähmungen, Kribbeln in Armen und Beinen	Diät, Jugend, Schwangere und Stillende, Alkoholkonsum, Einnahme von Antibabypille, Antibiotika, Chemotherapie
Vitamin B_2 (Riboflavin)	Milchprodukte, Fleisch, Vollkorngetreide, Käse, Eier, Leber, Seefisch, grünes Blattgemüse, Molkepulver	Körperwachstum, Verwertung von Fetten, Eiweiß und Kohlenhydraten, Haut, Augen und Nägel, wichtiger Energiebringer, Sauerstofftransport	brüchige Fingernägel, Blutarmut, Hornhauttrübung	Schwangerschaft, Einnahme von Antibiotika und Antibabypille, Chemotherapie, Fieber, Raucher, ältere Menschen
Vitamin B_3 (Niacin, Nikotinsäure)	Bierhefe, Erdnüsse, Erbsen, Leber, Geflügel, Fisch, mageres Fleisch	Auf- und Abbau von Fett, Eiweiß und Kohlenhydraten, guter Schlaf	Haut- und Schleimhautentzündungen, Kopfschmerzen, Zittern, Schlafstörungen, Schwindel, Depression, Kribbeln und Taubheitsgefühl in den Gliedmaßen	Schwere körperliche Arbeit, Fieber, Stillende
Vitamin B_5 (Pantothensäure)	Leber, Gemüse, Weizenkeime, Spargel, Krabben, Fleisch, Sonnenblumenkerne, Pumpernickel	Haarausfall, Haar- und Schleimhauterkrankungen, wird benötigt zum Abbau von Fett, Eiweißen und Kohlenhydraten	Nervenfunktionsstörungen, schlechte Wundheilung, frühes Ergrauen, geschwächtes Immunsystem	ältere Menschen, Schwangere und Stillende, bei Belastung, Kaffee- und Teetrinker

Vitamin B$_6$ (Pyridoxin)	Bananen, Nüsse, Vollkornprodukte, Hefe, Leber, Kartoffeln, Fisolen/ grüne Bohnen, Karfiol/Blumen kohl, Karotten	Nervenschmerzen, Leberschaden, Prämenstruelles Syndrom, Eiweißverdauung, zusammen mit Folsäure wichtigstes Schwangerschaftshormon	Hautschäden, Müdigkeit, spröde Mundwinkel	Wachstumsphase, Einnahme der Antibabypille, Kortison, bei körperlicher und seelischer Belastung, vor der Menstruation
Vitamin B$_7$ (Biotin, **Vitamin H**)	Leber, Karfiol/ Blumenkohl, Champignons, Vollkornprodukte, Ei, Avocado, Spinat, Milch	Hauterkrankungen, Haarwuchsschäden, Leberschäden, unterstützt Stoffwechselvorgänge, wird zusammen mit Vitamin K zum Aufbau der Blutgerinnungsfaktoren benötigt, unterstützt Kohlenhydrat- und Fettsäurestoffwechsel für Haut und Schleimhäute	Erschöpfungszustände, Hautentzündungen, Muskelschmerzen, Haarausfall, Übelkeit	Einnahme von Antibabypille, Abführmittel und Antibiotika
Vitamin B$_9$ (Folsäure)	Leber, Weizenkeime, Kürbis, Champignons, Spinat, Avocado	Leberschäden, Zellteilung, Heilung und Wachstum der Muskeln und Zellen, Eiweißstoffwechsel, Gewebeaufbau	Blutarmut, Verdauungsstörungen, Störungen des Haar-, Knochen- und Knorpelwachstums	Schwangere und Stillende, Raucher, Jugendliche
Vitamin B$_{12}$ (Cobalamin)	Leber, Milch, Eigelb, Fisch, Fleisch, Austern, Topfen/ Quark, Bierhefe	Aufbau Zellkernsubstanz, Bildung von roten Blutkörperchen, Nervenschmerzen, Haut- und Schleimhauterkrankungen, Leberschäden	Blutarmut, Nervenstörungen, nervöse Störungen, Veränderung an der Lunge und am Rückenmark	Diabetiker, Schwangere und Stillende, Vegetarier, Veganer, Einnahme der Antibabypille, Antibiotika und Antikrampfmittel, Chemotherapie

Vitamin D

Vitamin D ist eigentlich kein Vitamin, da es im Körper selbst gebildet werden kann, Vitamine sind streng genommen nur Stoffe, die vom Körper unbedingt aufgenommen werden müssen. Vitamin D wird in verschiedenen Schritten in das biologisch aktive 1,25-Dihydroxy-Vitamin D (Calcitriol) umgewandelt. Calcitriol (Vitamin-D-Hormon) übt seine Effekte im Körper überwiegend dadurch aus, dass es an den Stellen, an denen Vitamin D normalerweise andocken würde, selbst wirksam wird. Solche Andockstellen (Vitamin-D-Rezeptoren) wurden in ganz verschiedenen Gewebearten im gesamten Körper gefunden, von denen viele nichts mit dem Knochenstoffwechsel zu tun haben.

Aufgaben von Vitamin D im Körper

- ► Regulierung des Knochenstoffwechsels
- ► Steigerung der Kalziumresorption und des Kalziumeinbaus
- ► Steigerung der Immunreaktion
- ► Stärkung der Skelettmuskulatur
- ► Stärkung der Herzmuskelleistung
- ► Senkung des Blutdrucks
- ► Beeinflussung von Hormonen (Bauchspeicheldrüse, Schilddrüse, Knochenstoffwechsel)
- ► antikanzerogene Eigenschaften

Vitamin D ist weit mehr als ein Knochenbaustein, seine Wirkung auf das Immun- und Herz-Kreislauf-System wird vielfach unterschätzt.

Wie viel im Serum?

Gemessen wird das 25-OH-D im Blutserum

▶   **20 – 70 ng/ml**

Das Ergebnis einer Vitamin-D-Analyse kann in zwei verschiedenen Einheiten angegeben sein:

▶ ng/ml = Nanogramm pro Milliliter

▶ nmol/l = Nanomol pro Liter

Umrechnung der Werte von nmol/l in ng/ml und umgekehrt:

▶ x nmol/l : 2,5 = z ng/ml

▶ y ng/ml x 2,5 = z nmol/l

Für x bzw. y setzen Sie die Werte Ihrer Analyse ein. z steht für das umgerechnete Ergebnis.

Alter	Vitamin D bei fehlender körpereigener Synthese µg[1]/Tag
Säuglinge (0 bis unter 12 Monate)[2]	10
Kinder (1 bis unter 15 Jahre)[3]	20
Jugendliche und Erwachsene (15 bis unter 65 Jahre)[3]	20
Erwachsene ab 65 Jahre[3]	20
Schwangere[3]	20
Stillende[3]	20

1 1 µg = 40 Internationale Einheiten (IE); 1 IE = 0,025 µg

2 Der Schätzwert wird durch Gabe einer Vitamin-D-Tablette zur Rachitisprophylaxe ab der 1. Lebenswoche bis zum Ende des 1. Lebensjahres bei gestillten und nicht gestillten Säuglingen erreicht. Die Gabe erfolgt unabhängig von der körpereigenen Vitamin-D-Synthese und der Vitamin-D-Zufuhr durch Frauenmilch bzw. Säuglingsmilchnahrungen. Die Prophylaxe sollte im 2. Lebensjahr in den Wintermonaten weiter durchgeführt werden (Deutsche Gesellschaft für Kinder- und Jugendmedizin).

3 Die Vitamin-D-Zufuhr über die Ernährung mit den üblichen Lebensmitteln (1 bis 2 µg pro Tag bei Kindern, 2 bis 4 µg pro Tag bei Jugendlichen und Erwachsenen) reicht nicht aus, um den Schätzwert für die angemessene Zufuhr bei fehlender endogener Synthese zu erreichen. Die Differenz zum Schätzwert muss über die endogene Synthese und/oder über die Einnahme eines Vitamin-D-Präparats gedeckt werden. Bei häufiger Sonnenbestrahlung kann die gewünschte Vitamin-D-Versorgung ohne die Einnahme eines Vitamin-D-Präparats erreicht werden.

Symptome bei Mangel

- ► weiße Flecken oder Linien der Fingernägel
- ► Steigerung der Krampfneigung der Muskeln (Augenlidzucken)
- ► erhöhte Infektanfälligkeit
- ► depressive Verstimmung
- ► Herzinsuffizienz
- ► Skelettdeformierung (Kinder: Rachitis, Erwachsene: Osteomalazie)
- ► Steigerung des Diabetesrisikos
- ► Steigerung des Risikos für Bluthochdruck

 INFO **FAKTEN RUND UM VITAMIN D:** Die sichere tägliche Höchstmenge für Vitamin D liegt bei 50 µg. Bis zu dieser Menge haben Experten bisher keine negativen Auswirkungen feststellen können. 50 µg Vitamin D entsprechen 2 000 IE (Internationale Einheiten). Die sichere tägliche Höchstmenge für Vitamin D entspricht dem 10-Fachen der empfohlenen Tagesdosis der EU.

Empfohlene Tageszufuhr laut D-A-CH

In den vergangenen Jahren wurden die Empfehlungen zur ausreichenden Vitamin-D-Zufuhr deutlich erhöht. Aktuell werden für Erwachsene unter der Annahme, der Körper würde kein eigenes Vitamin D bilden, 20 µg (800 IE) angeraten.

Nur über die Nahrung lassen sich die Vorgaben bereits jetzt kaum erfüllen, ca. 2–4 µg Vitamin D nehmen Jugendliche und Erwachsene pro Tag auf. Die DGE geht davon aus, dass bei häufigem Aufenthalt im Freien, insbesondere auch bei körperlicher Aktivität im Freien und mit ausreichenden Partien unbedeckter Haut, die gewünschte Vitamin-D-Versorgung ohne Einnahme eines Vitamin-D-Präparates erreicht werden kann.

Hellhäutige Menschen, die sich an schönen Tagen bewusst im Schatten aufhalten oder lange Kleidung tragen, haben ein doppelt so hohes Risiko für einen Vitamin-D-Mangel wie hellhäutige Personen, die die Sonne nicht meiden.

Hauptlieferant für Vitamin D über die Ernährung ist vor allem Fisch. Mehr als 40 Prozent des täglichen Vitamin-D-Bedarfs werden über Fisch und Fischgerichte gedeckt. Eine ausgewogene Ernährung reich an Fisch ist im Hinblick auf die Vitamin-D-Versorgung daher besonders wichtig.

Die unerwünschten Effekte einer dauerhaft zu hohen Vitamin-D-Zufuhr liegen in der Vitamin-D-abhängigen erhöhten Kalziumaufnahme im Darm und der verstärkten Freisetzung von Kalzium aus den Knochen. Dadurch kann es zu einem erhöhten Kalziumspiegel im Blut kommen. Dies kann Schäden der Niere, des Herzens und der Lunge bewirken. Hierzu sind jedoch sehr hohe Dosen (15 000 µg/pro Woche) notwendig

Vitamin-D-Mangel durch Arzneimittel

Auch Arzneimittel können einen Vitamin-D-Mangel auslösen. Das Antiepileptikum Carbamazepin, das Kortikosteroid Dexamethason (bei Entzündungen, Asthma), die Virustatika Nevirapin und Efavirenz (bei HIV-Infektion) sowie die Zytostatika Docetaxel und Paclitaxel (in der Krebstherapie) senken den Vitamin-D-Spiegel.

Andererseits kann ein Mangelzustand die Nebenwirkungen einiger Arzneimittel verstärken. Unter fettsenkenden CSE-Hemmern (Statinen; bei Fettstoffwechselstörungen) treten häufiger Muskelschmerzen auf, unter Chemotherapeutika (in der Krebstherapie) treten Haut- und Schleimhautschäden häufiger auf.

Vitamin D und Osteoporose

Das Knochengewebe besteht aus Osteoklasten (knochenabbauenden Zellen) und Osteoblasten (knochenbildenden Zellstrukturen). Osteoklasten und Osteoblasten sind für die Erneuerung, den Umbau und die Reparatur des Knochens unerlässlich. Diese Aufgabe reguliert Vitamin D gemeinsam mit Kalzium und dem Parathormon.

Vitamin D kann gemeinsam mit Kalzium die Bruchrate bei Osteoporose reduzieren.

Mineralstoffe und Spurenelemente

Nicht alle Mineralstoffe und Spurenelemente werden routinemäßig bei Laboranalysen erfasst. Zu den gängigen Serumwerten gehörten Natrium und Kalium für die Nierenfunktion und gegebenenfalls Kalzium.

Werte für Magnesium, Selen, Chrom und viele andere werden nur gezielt bei bestimmten Erkrankungen untersucht. Einen Mangel dieser Stoffe durch eine Messung im Blut oder im Serum festzustellen, ist nicht so einfach, da der gemessene Wert keine Aussage zu dem Gehalt der Mineralstoffe oder Vitamine in der Zelle erlaubt.

Aufgaben von Mineralstoffen im Körper		
Element	**Funktionen**	**Bedarf/Tag**
Kalzium	Knochen- und Zahnbildung	1000–1200 mg
	Erregbarkeit der Muskeln	
Phosphor	Knochen- und Zahnbildung	700–1250 mg
	Energiestoffwechsel	

Element	Funktionen	Bedarf/Tag
Magnesium	Enzymaktivität	300–400 mg
	Erregbarkeit von Muskeln und Nerven	
	Beeinflussung des Glukose-stoffwechsels	
	Blutdruckregulation	
Natrium, Chlorid	Gewebespannung	Mindestbedarf: Na 550 mg, Cl 830 mg; maximal 6 g NaCl
	Erregbarkeit der Muskeln	
	Magensalzsäure (Cl$^-$)	
Kalium	Gewebespannung, Herz- und Muskelfunktion	2 g
Zink	Enzymaktivität, Abwehrkräfte, Wachstum, Fortpflanzung	10 mg

Spurenelemente	Funktion	Bedarf
Chrom	Aktiviert Enzyme und Hormone (Insulin)	Jugendliche: 30–100 µg
	beeinflusst den Cholesterin-spiegel	Erwachsene: 30–100 µg
		Erhöhter Bedarf bei raffinierten Erzeugnissen, Diabetikern, im Alter
Eisen	Hämoglobin-Bildung und Sauerstofftransport	Frauen: 10–15 mg
	Energieverwertung	Männer: 10 mg
	Gehirnleistung	Stillende: 20 mg
		Schwangere: 30 mg
		erhöhter Bedarf bei strengen Vegetariern, Blutverlust

Spurenelemente	Funktion	Bedarf
Fluor	Zahnfestigkeit, Kariesschutz	Frauen: 3,1 mg
	Enzymhemmung	Männer: 3,8 mg
Jod	Bestandteil der Schilddrüsenhormone	Jugendliche: 150–200 µg
	Stoffwechselregulation	Erwachsene 150–200 µg
	geschlechtliche Reproduktion	Schwangere/Stillende: 200–260 µg
		erhöhter Bedarf bei fischarmer Kost
Kupfer	Bildung roter Blutkörperchen und von Pigmenten	Jugendliche/Erwachsene: 1–1,5 mg
	Sauerstofftransport	erhöhter Bedarf bei Diäten, Blutverlust
	verbessert Immunabwehr	
	fördert Wundheilung	
	Bildung der Nervenfasern	
Mangan	aktiviert Enzyme und Coenzyme	Jugendliche/Erwachsene: 2–5 mg
	trägt zum Erhalt der Knochen, Zähne und des Bindegewebes bei	
	aktiviert den Lebermetabolismus	
Molybdän	vermindert die Harnsäurekonzentration	Jugendliche/Erwachsene: 50–100 µg
	aktiviert zahlreiche Enzyme	
	aktiviert das Immunsystem	

Spurenelemente	Funktion	Bedarf
Selen	aktiviert zahlreiche Enzyme	Jugendliche/Erwachsene: 30–70 µg
	schützt vor freien Radikalen, Schwermetallen und Umweltgiften	
	verbessert die Immunabwehr	
	erhöht die Fruchtbarkeit	
	Effekte auf die Schilddrüse	
Silizium	Festigkeit und Elastizität der Gewebe	erhöhter Bedarf bei geringem Gemüseverzehr
	Knochenbau	
	Wachstum von Haar und Nägeln	
	Immunstärkung, Wundheilung	
Zink	aktiviert mehr als 160 Enzyme und Hormone, Schutz vor freien Radikalen, Immunstärkung, Fruchtbarkeit, Schwermetall-Bindung, Haarwuchs, Wundheilung	Frauen: 7 mg
		Männer: 10 mg
		Schwangere/Stillende: 10–11 mg
		erhöhter Bedarf bei getreidereicher Kost, Rauchern

Kalzium

Ein Kalziummangel kann durch eine zu geringe Aufnahme, durch Nierenschäden, Vitamin-D-Mangel oder durch phosphatreiche Nahrung (z. B. dauerhaft hoher Konsum von Softdrinks) entstehen. Auch Arzneimittel wie Entwässerungsmittel oder Kortisone gelten als Kalziumräuber.

Aufgaben von Kalzium im Körper

- ▶ Mineralisierung (Knochen, Zähne)
- ▶ Muskelkontraktion
- ▶ Herzkraft
- ▶ Reizübertragung im Nervensystem
- ▶ Aktivierung des Blutgerinnungssystems
- ▶ Stabilisierung der Zellmembranen
- ▶ Sekretion endokriner Drüsen (z. B. Insulinfreisetzung)
- ▶ Cofaktor Enzymreaktionen

Kalzium und Herz

Kalzium ist für die Herzkraft unerlässlich. Es sorgt dafür, dass sich das Herz in jeder Systole zusammenzieht. Kalzium steigert die Herzkraft und senkt die Herzfrequenz. Andererseits kann ein zu hoher Kalziumspiegel an der Herzmuskelzelle schädlich sein. Es können Rhythmusstörungen auftreten. Ein zu hoher Kalziumspiegel im Serum kann dazu führen, dass sich Kalzium in den Gefäßen ablagert und eine Arteriosklerose begünstigt. Deshalb ist es nicht verwunderlich, dass hoch dosierte Kalziumpräparate auch Nebenwirkungen haben können. In den letzten Jahren haben die Warnungen zugenommen, dass bestimmte Dosierungen die Gefahr steigern können, einen Herzinfarkt zu erleiden.

Kalzium und Knochen

Die meisten Osteoporosepatienten haben einen Kalzium- und Vitamin-D-Mangel. Osteoporose tritt besonders bei älteren Menschen auf, denen es häufig nicht gelingt, ihren Kalzium- und Vitamin-D$_3$-Bedarf mit der Nahrung zu decken.

1 Bei ausreichender Zufuhr lässt sich zwar der Kalziumbedarf decken, nicht aber ein Vitamin-D$_3$-Defizit beseitigen.

2 Experten raten, 1 000 mg Kalzium mit der Nahrung zu sich zu nehmen. Falls man zusätzlich Kalziumtabletten einnimmt, sollte man 1 500 mg nicht überschreiten.

Wie viel im Serum?

Gesamtkalzium je nach Alter

▶ bis 60 Jahre	2,15–2,50 mmol/l 8.6 – 10.0 mg/dl
▶ 60–90 Jahre	2,20–2,55 mmol/l 8,8–10,2 mg/dl

Ionisiertes Kalzium je nach Alter

▶ bis 60 Jahre	1,15–1,27 mmol/l 4,6–5,1 mg/dl
▶ 60–90 Jahre	1,16–1,29 mmol/l 4,7–5,2 mg/dl

Referenzwerte nach D-A-CH

Eine Kalziumzufuhr bis zu 2 g/Tag beim Gesunden gilt als unbedenklich, wenn die Urinmenge über 2 Liter pro Tag liegt. Bei einem Überschreiten des Wertes kann ein erhöhtes Risiko für Kalziumablagerung in den Weichteilen nicht sicher ausgeschlossen werden.

Ursachen für einen Mangel

Eine Ursache für einen Kalziummangel kann neben Mangelernährung die Einnahme bestimmter Magenmittel sein. Protonenpumpenhemmer (PPI) wie Omeprazol und Pantoprazol werden häufig bei Sodbrennen in der Selbstmedikation eingenommen. Bei einer längerfristigen Therapie kann die Mineralisierung des Knochens leiden. Protonenpumpenhemmer reduzieren die Bildung von Magensäure um bis zu 100 Prozent. Damit Kalzium aus der Nahrung aufgenommen werden kann, müssen die in der Nahrung vorhandene Kalziumsalze erst zu Chloriden umgewandelt werden. Ohne Magen(salz)säure ist das nicht möglich. Deshalb sollten unter einer PPI-Therapie Kalziumsalze in Form von Zitrat oder Glukonat eingenommen werden. Für die Aufnahme von Kalziumionen ist Vitamin C ebenfalls hilfreich. Außerdem ist es in den für die Knochenmineralisierung notwendigen Vitamin-D-Stoffwechsel eingebunden. Bemerkbar macht sich ein Kalziummangel nur sehr unspezifisch durch Müdigkeit, eine erhöhte Erregbarkeit des Nervensystems sowie brüchige Nägel und trockene, schuppige Haut.

WICHTIG IN DEN WECHSELJAHREN: Frauen in den Wechseljahren sollten an eine ausreichende Versorgung mit Kalzium und Vitamin D denken, denn die Hormonumstellung führt zu einer Verschlechterung der Kalzium-Bilanz.

Kalzium kann unterstützend bei Bluthochdruck eingesetzt werden.

Auch bei Darmerkrankungen wie Zöliakie oder Morbus Crohn und bestimmten Gallenerkrankungen wird weniger Kalzium resorbiert. Große Mengen von Kaffee und Alkohol führen zu einer verstärkten Kalziumausscheidung. Sportliche Aktivität erhöht die Kalziumverluste über den Schweiß und somit den Kalziumbedarf. Der durchschnittliche Gehalt des Ganzkörperschweißes an Kalzium beträgt rund 40 mg Kalzium pro Liter. Die Höhe des Kalziumverlustes durch den Schweiß kann bis zu 25 bis 30 Prozent der gesamten Kalziumausscheidung betragen.

Alter	Kalzium mg/Tag
Säuglinge	
0 bis unter 4 Monate[1]	220
4 bis unter 12 Monate	400
Kinder	
1 bis unter 4 Jahre	600
4 bis unter 7 Jahre	700
7 bis unter 10 Jahre	900
10 bis unter 13 Jahre	1100
13 bis unter 15 Jahre	1200
Jugendliche und Erwachsene	
15 bis unter 19 Jahre	1200
ab 19 Jahre	1000
Schwangere[2]	1000
Stillende[3]	1000

1 Hierbei handelt es sich um einen Schätzwert

2 Schwangere < 19 Jahre: 1200 mg

3 Stillende < 19 Jahre: 1200 mg

Eisenstoffwechsel

Weltweit sind mehr als 500 Millionen Menschen von Eisenmangel betroffen. Trotz ausgewogener Ernährung weisen selbst in den modernen Industrienationen etwa acht von 100 Menschen einen Mangel auf, der Großteil davon sind Frauen. Wer erinnert sich nicht an den Comic-Seemann Popeye, der seine Bärenkräfte durch den Verzehr von eisenhaltigem Spinat erlangt? Doch leider: Spinat enthält weder besonders viel Eisen noch stärkt das Mineral die Muskelkraft. Sicher ist dennoch: Für Kinder und Jugendliche ist eine ausreichende Eisenzufuhr besonders wichtig. Jedes vierte Mädchen in der Pubertät ist betroffen.

Eisen ist das Zentralatom jeder der vier Untereinheiten des roten Blutfarbstoffs Hämoglobin und spielt eine bedeutende Rolle beim Sauerstofftransport. Nur etwa 10 bis 15 Prozent des pro Tag mit der Nahrung aufgenommenen Eisens sind bioverfügbar, d.h. sie können vom Körper aufgenommen werden. Damit Eisen im Blut transportiert werden kann, wird es an sein Transportprotein Transferrin gebunden. Dieses bringt das Eisen zu den Rezeptoren der unreifen roten Blutkörperchen. Da Eisen in freier Form die Zellen schädigt, liegt es in Leber, Milz und Knochenmark in seiner Speicherform Ferritin vor. Nur ein geringer Teil gelangt ins Blut. Diese Menge stehen direkt mit der Menge des gespeicherten Eisens in Zusammenhang, daher kann anhand des Ferritinspiegels ein Eisenmangel festgestellt werden.

Bei Leberschäden, Infektionen und Entzündungen kann der Spiegel jedoch auch unabhängig vom Speichereisen erhöht sein. Um eine Eisenmangelerkrankung genau zu diagnostizieren, ist somit weniger die Messung des Eisenwertes notwendig, sondern die von Ferritin, Transferrin und der Transferritin-Sättigung.

Wenn nicht ausreichend Eisen im Körper vorhanden ist, kann eine Blutarmut, eine Anämie, die Folge sein. Für männliche Jugendliche empfiehlt die Gesellschaft für Ernährung (DGE) eine tägliche Aufnahme von 13 mg Eisen und für Mädchen sollten es 17 mg. Nach der aktuellen DGE-Analyse nehmen Jungen durchschnittlich 11,8–16,3 mg auf. Mädchen dagegen kommen nur auf 8,9–12,8 mg Eisen.

In der Schwangerschaft brauchen Frauen generell mehr Eisen, sodass in dieser Zeit häufiger eine Blutarmut auftreten kann.

Eisenmangel besonders während der Menstruation

Mädchen und Frauen haben einen erhöhten Eisenbedarf, ein Grund hierfür ist die Menstruation. Der Blutverlust bei der Menstruation liegt bei maximal 100 ml, bei Frauen mit Intrauterinpessar darüber. Pro Menstruationszyklus gehen so ungefähr 10–30 mg Eisen verloren, die ersetzt werden müssen.

Hinzu kommt, dass besonders sportlich aktive Frauen vom Eisenmangel betroffen sind. Denn zu dem monatlichen Blutverlust kommt noch der Eisenverlust über den Schweiß hinzu. Bereits Bewegung auf einem Breitensportniveau führt zu Schweißverlusten von etwa einem Liter pro Stunde. Da Eisen auch in den Schweiß abgegeben wird, verliert ein Sportler, eine Sportlerin erhebliche Mengen des wichtigen Minerals während des Trainings. Pro Liter Schweiß gehen 0,2–0,5 mg Eisen verloren.

Anzeichen eines Mangels

Die häufigsten Symptome eines Eisenmangels sind Erschöpfungszustände, Depressionen, Schlafstörungen, blasse Haut sowie Muskel- und Gelenkschmerzen. Es können durch den Mangel auch Konzentrationsschwierigkeiten, Schwindel und Kopfschmerzen sowie „unruhige Beine" (restless legs) auftreten.

Heranwachsende Jungen sind vom Eisenmangel etwas weniger betroffen als Mädchen. Das männliche Hormon Testosteron stimuliert die Bildung von Muskelmasse. Dadurch erhöht sich der Sauerstoffbedarf des Körpers und der Organismus verwertet Eisen aus der Nahrung besser.

Ursachen für Eisenmangel

▶ **Erhöhter Eisenbedarf**

Wachstumsalter (Kleinkindesalter, Jugendalter)

Schwangerschaft

▶ **Ungenügende Eisenzufuhr in der Nahrung**

Kleinkinder: fleisch- und gemüsearme Kost

Jugendalter: unregelmäßige Essgewohnheiten, Junkfood

in höherem Alter: ungünstige Essgewohnheiten z. B. durch Probleme beim Kauen, apathisches Verhalten, einseitige Diäten und Ernährungsgewohnheiten

▶ **Verminderte Eisenaufnahme über den Magen-Darm-Trakt**

Zustand nach chirurgischer Magenverkleinerung oder -entfernung

verminderte Magensäurebildung

chronische Durchfälle

chronisch-entzündliche Darmkrankheiten

Sprue/Zöliakie

▶ **Eisenverluste**

Monatsblutung (vor allem in Verbindung mit Spirale)

sonstige gynäkologische Blutungen

INFO

SIND VITAMIN B$_{12}$ oder Folsäure nicht in ausreichender Menge im Körper verfügbar, so kann das Eisen nicht verwertet werden.

Neben einer zu geringen Zufuhr, einer zu starken Ausscheidung, etwa durch Menstruation oder Sport, kann auch eine Störung in der Eisenaufnahme vorliegen, die dann zu einem Eisenmangel führt. Eisen wird über unterschiedliche Wege in den Körper aus dem Magen-Darm-Trakt aufgenommen. Pflanzliches Eisen und Ferritin werden mithilfe anderer Transportmechanismen in den Körper geschleust als chemische Eisenverbindungen. Eine weiterer Regulator im Eisenstoffwechsel ist Hepcidin. Das in der Leber gebildete

Eisenwerte im Serum		
Zielgruppe	**Alter**	**Referenz**
Kinder	2 Wochen	63–201 µg/dl
	6 Monate	28–135 µg/dl
	12 Monate	35–155 µg/dl
	2.–12. LJ	22–135 µg/dl
Frauen	25. LJ	37–165 µg/dl
	40. LJ	23–134 µg/dl
	60. LJ	39–149 µg/dl
Schwangere	12. SSW	42–177 µg/dl
	am Geburtstermin	25–137 µg/dl
	6 Wo. p.p.	16–150 µg/dl
Männer	25. LJ	40–155 µg/dl
	40. LJ	35–168 µg/dl
	60. LJ	40–120 µg/dl

Weitere Eisenwerte	
Parameter	**Referenzwert**
Sideroblasten (Knochenmark)	15–50 %
MCV	80–96 fl
MCH	28–33 pg
hypochrome Erythrozyten	< 2,5 %
Retikulozyten-hämoglobin	> 26 pg
sTfR	0,81–1,75 mg/dl (testabhängig)
TfR - Index	Frauen: 0,9–3,7
	Männer: 0,9–3,4
	(testabhängig)
Zinkprotoporphyrin	< 40 µmol/mol Häm

Protein spielt eine wichtige Rolle im Eisenstoffwechsel. Ein erhöhter Hepcidinspiegel mindert den Eisengehalt im Blutplasma.

Für die genaue Diagnose einer Eisenmangelerkrankung sind mindestens vier Parameter erforderlich:

1   Hb-Wert
Gesunde haben einen Hb-Wert von 12 bis 13 g/dl. Der Wert gibt die Menge an Hämoglobin (roter Blutfarbstoff) im Blut an. Er sinkt erst, wenn die Eisenspeicher bereits leer sind und nicht mehr genügend rote Blutkörperchen produziert werden.

2   Serum-Ferritin
Die Eisenspeicher können mit dem Serum-Ferritin-Wert bestimmt werden. Er zeigt an, wenn die Speicher sich zu leeren begin-

Wichtige Laborwerte bei Eisenmangelerkrankungen			
	Serum-Ferritin (µg/l)	Transferin-Sättigung %	Hämoglobin (g/dl)
Referenzwerte	100 ± 60	35 ± 15	12–16
Eisenmangel	< 15	< 20	12–13
Eisenmangel-Anämie	< 10	< 10	< 12–13

nen oder bereits leer sind. Bei Entzündungen kann Eisen nicht mehr aus den Speichern freigesetzt werden, sie werden blockiert.

3 C-reaktives Protein

Mithilfe des C-reaktiven Proteins (CRP) kann erkannt werden, ob eine Entzündung im Körper vorliegt. Bei Entzündungen liegt der CRP-Wert über 3 mg/l.

4 Transferrin-Sättigung (TSAT)

Die Transferrin-Sättigung gibt an, wie viel Prozent des Transporters mit Eisen beladen sind. Bei einem Eisenmangel ist ein Großteil der Transporter unbesetzt, sodass der Sättigungswert sinkt. Normal ist eine Sättigung von 20 bis 50 %.

Mittleres Erythrozyten-hämoglobin (MCH)

Der MCH besagt, welche Menge Hämoglobin durchschnittlich in einem roten Blutkörperchen (Erythrozyten) enthalten ist.

Ist der Wert erniedrigt, spricht das für eine Störung bei der Bildung von Hämoglobin. Es liegt dann eine hypochrome Anämie vor, also eine Blutarmut mit vermindertem Hämoglobingehalt der Erythrozyten.

Ist MCH normal, liegt eine normochrome Anämie vor.

Ist MCH erhöht, liegt eine hyperchromoe Anämie vor, eine Blutarmut mit vermehrtem Hämoglobingehalt der Erythrozyten.

Mittleres Erythrozytenvolumen (MCV)

Das MCV gibt die mittlere Größe/das Volumen der einzelnen roten Blutkörperchen an.

Ist das MCV normal, liegt eine normozytäre Blutarmut (Anämie) vor.

Ist das MCV vermindert, liegt eine mikrozytäre Anämie vor, eine Blutarmut mit zu kleinen Zellen.

Ist MCV erhöht, liegt eine makrozytäre Anämie vor, eine Blutarmut mit vergrößerten Zellen.

Retikulozyten

Retikulozyten sind die unreifen Vorstufen der Erythrozyten. Die Anzahl kann genutzt werden, um zu klären, ob es sich bei der Blutarmut um eine Produktionsstörung oder einen vermehrten Abbau handelt. Bei einem Erythrozytenmangel werden Retikulozyten aus dem Knochenmark freigesetzt. Eine hohe Zahl an Retikulozyten im Blut deutet auf einen Mangel an roten Blutkörperchen hin. Als Ursache kommen Erythrozytenzerfall oder Blutungen infrage.

Ist die Zahl zu niedrig und liegt eine Anämie vor, zeigt dies eine Bildungsstörung der Erythrozyten an. Die Ursache kann eine Erkrankung des Knochenmarks oder ein Mangel des Hormons Erythropoetin (EPO) sein, das die Produktion von roten Blutkörperchen fördert.

Thomas-Plot

Entzündungen, Niereninsuffizienz und Tumore können die Diagnostik eines Eisenmangels erschweren, da hierbei Ferritin als Akut-Phase-Protein erhöht ist, ohne dass ein Eisenmangel vorliegen muss. Dann hilft der „Thomas-Plot". Dazu werden folgende Parameter ermittelt:

► Hämoglobingehalt der Retikulozyten (erlaubt Aussage zum Eisenbedarf der Erythropoese)
► Ferritinindex (Quotient aus löslichem Transferrinrezeptor und Ferritin)
► Logarithmus des Ferritinwertes = Marker für die Speichereisenreserve)

Die Werte werden in eine Vierfeldertafel eingetragen, wobei jeder Quadrant einer Diagnose zugeordnet ist.

1 Anämie bei chronischer Erkrankung (ACD)

2 latenter Eisenmangel

3 klassischer Eisenmangel

4 ACD und funktioneller Eisenmangel sowie Thalassämien

Eisenpräparate gezielt anwenden
Eisensalz als Tabletten oder Saft werden meist schlecht vertragen. Sie können Verstopfung, Magen-Darm-Schmerzen und Übelkeit auslösen.

Grundsätzlich sollten nur zweiwertige und nicht mehr dreiwertige Eisensalze verwendet werden. Letztere werden kaum vom Körper aufgenommen. Eisensalze gibt es als Dragees, Brausetabletten, Saft und Tropfen. Die Wertigkeit ist immer in römischen Ziffern angegeben: Eisen(II)glycinsulfat, Eisen(III)chlorid.

INFO **WENN KINDER AM NAGEL KAUEN** Wenn Kinder auf ungewöhnliche Dinge wie Erde oder Sellerie Appetit haben, kann dies ein Hinweis auf einen Eisenmangel sein. Der Drang, bestimmte Lebensmittel, aber auch Nichtessbares wie Erde oder Geldmünzen, essen zu müssen, wird als Pica bezeichnet. Namensgeber dieser Erkrankung ist die Elster, lat. Name Pica Pica. Der Rabenvogel nimmt wahllos Dinge in den Schnabel und baut damit sein Nest. Bis zu 60 Prozent der Patienten mit Eisenmangel leiden an Pica. Die meisten gelüstet es nach Eiswürfeln; beliebt sind auch knackige Speisen wie Sellerie, Karotten oder Erdnüsse.

INFO **EISEN VEGANEN URSPRUNGS** Das in der indischen Küche verbreitete Gewürzkraut Curryblatt hat viele gute Eigenschaften. Neu ist die Erkenntnis, dass es viel pflanzliches Eisen enthält und sich als Extrakt zum Auffüllen leerer Eisenspeicher eignet. Der Curryblattbaum (Murraya koenigii) gehört zur Familie der Rautengewächse und ist nicht mit der Gewürzmischung Curry zu verwechseln. Das durch Curcuma gelb gefärbte Currypulver hat nie ein Curryblatt „gesehen". Die Curryblätter werden als Küchenkraut zum Würzen verwendet und traditionell im Ayurveda als Heilpflanze mit großem Anwendungsspektrum angesehen.

Kalium

Der Name Kalium leitet sich vom arabischen „al kalja" ab, was Pflanzenasche bedeutet. Wird eine Pflanze komplett verbrannt (verascht), enthält die zurückbleibende Asche viel Kaliumsalze. Kaliumionen sind wichtig für die Reizleitung am Herzen und die Muskelarbeit. Kalium ist das wichtigste Kation (positiv geladenes Ion) innerhalb der Zelle.

Aufgaben im Körper

Zur Aufrechterhaltung aller lebenswichtigen Vorgänge wird geraten, mindestens 2 g Kalium täglich zu sich zu nehmen. Das Food and Nutrition Board der USA und Kanada ist der Meinung, dass Erwachsene zur Vorbeugung 4,7 g/Tag (120 mmol/Tag) aufnehmen sollten.

Üblicherweise nehmen wir ausreichend Kalium zu uns, vor allem über Obst und Gemüse. Allerdings kann es unter anderem bei lang andauernden Durchfallerkrankungen, Erbrechen oder durch längere Einnahme von Abführmitteln zu einem Kaliummangel kommen.

Kalium spielt eine wichtige Rolle bei der Blutdruckregulation. Eine blutdrucksenkende Wirkung konnte, so zeigten es Studien, beispielsweise durch die DASH (Dietary Approaches to Stop Hypertension)-Diät erreicht werden. Im Wesentlichen beruhen die Empfehlungen zur DASH-Diät auf einer Mittelmeerkost, die aber mit noch weniger Fleischprodukten auskommt. Sie ist somit reich an Vollkorn-Getreideprodukten, Obst, Gemüse, Geflügel, Fisch, Nüssen und Kalium. In den DASH-Studien konnten bereits nach zwei Wochen niedrigere Blutdruckwerte bei den Teilnehmern gemessen werden

Kalium hat außerdem einen positiven Einfluss auf den Knochenstoffwechsel, da eine höhere Kaliumzufuhr eine erhöhte Kalziumausscheidung verhindert.

Alter	(mg/Tag)
0 bis unter 4 Monate	400
4 bis unter 12 Monate	650
1 bis unter 4 Jahre	1 000
4 bis unter 7 Jahre	1 400
7 bis unter 10 Jahre	1 600
10 bis unter 13 Jahre	1 700
13 bis unter 15 Jahre	1 900
Jugendliche und Erwachsene	2 000

Referenzwerte DGE, 1 mmol Kalium entspricht 39,1 mg

Die Folge von Kaliummangel können Muskelschwäche, Darmträgheit und Herzrhythmusstörungen sein.

Wie viel im Serum?

► 3,5–5,5 mmol/l

Ein Mangel an Kalium kann durch Entwässerungs- oder Abführmittel auftreten, ein Überschuss (Hyperkaliämie) durch Niereninsuffizienz oder bestimmte Blutdruckmedikamente (ACE-Hemmer) auftreten.

Besonders gefährlich ist aber ein Überschuss an Kalium, eine Hyperkaliämie! Die Folge können Herzrhythmusstörungen bis hin zum Herzstillstand sein. Deshalb sollten Kaliumpräparate nicht ohne ärztlichen Rat eingenommen werden. Dies gilt besonders für Diabetiker oder Patienten mit Niereninsuffizienz!

Magnesium

Magnesium ist ein Allround-Mineral. Es greift in mehr als 300 Stoffwechselvorgänge im Körper ein. Eine normale Blutuntersuchung deckt einen Magnesiummangel in den seltensten Fällen auf. Denn bei einer normalen Laboruntersuchung wird das Serum untersucht, nicht aber die Körperzellen.

Über 90 Prozent des gesamten Magnesiumbestands befinden sich in den Körperzellen, die somit bei einer Blutuntersuchung nicht erfasst werden. Genauso schwer wie die Diagnose ist auch die Therapie einiger Erkrankungen mit Magnesium. Nicht alles was man hineingibt, gelangt auch an den Wirkort, beispielsweise zur Muskulatur.

Aufgaben im Körper

- Aktivator/Cofaktor von mehr als 300 Enzymen
- beeinflusst den Energiestoffwechsel jeder Körperzelle
- Abbau und energetische Verwertung von energieliefernden Makronährstoffen wie Kohlenhydraten, Lipiden, Proteinen
- Ökonomisierung der Pumpfunktion des Herzes (Kalziumantagonismus)
- Stressabschirmung
- Gefäßerweiterung am Herzen und in der Peripherie
- Verminderung des Verklebens von Thrombozyten
- Aufrechterhaltung und Stabilisierung der Membrandurchlässigkeit von Zellen
- Knochenmineralisation (Aufbau der Knochenmatrix)

- Regulation des Kalzium- und Kaliumstoffwechsels
- Vitaminstoffwechsel (z. B. Vitamin D und B$_1$)
- Hormon-, Protein- und Nukleinsäuresynthese

Folgen eines Mangels
Siehe Tabelle unten.

Empfehlungen laut D-A-CH
Siehe Tabelle S. 196.

Wie viel?
Referenzbereich im Blutserum

▶ 0.7–1,0 mmol/l

Tagesausscheidung im Urin

▶ 3 –5 mmol/24h

Magnesium als Tabletten
Enthält eine Mahlzeit gleichzeitig mit dem Magnesium viel Ballaststoffe, kann der Körper das Magnesium nicht so gut aufnehmen.

Organsystem	Erkrankung
Herz-Kreislauf-System	Herzrhythmusstörungen
	koronare Herzkrankheit
	Herzinsuffizienz
	Angina Pectoris
	arterielle Hypertonie
Glukosestoffwechsel	Diabetes
Gastrointestinaltrakt	Sprue
	Kurzdarmsyndrom
	chronisch entzündliche Darmerkrankungen
Gynäkologie	vorzeitige Wehen
Muskel- und Skelettsystem	tetanisches Syndrom
	Muskelkrämpfe
Neurologische Erkrankungen	Migräne
Atemwegserkrankungen	Asthma

Alter	Magnesium	
	mg/Tag	
	m	w
Säuglinge		
0 bis unter 4 Monate[1]	24	
4 bis unter 12 Monate	60	
Kinder		
1 bis unter 4 Jahre	80	
4 bis unter 7 Jahre	120	
7 bis unter 10 Jahre	170	
10 bis unter 13 Jahre	230	250
13 bis unter 15 Jahre	310	310
Jugendliche und Erwachsene		
15 bis unter 19 Jahre	400	350
19 bis unter 25 Jahre	400	310
25 bis unter 51 Jahre	350	300
51 bis unter 65 Jahre	350	300
65 Jahre und älter	350	300
Schwangere[2]		310
Stillende		390

1 Hierbei handelt es sich um einen Schätzwert

2 Schwangere < 19 Jahre: 350 mg

Auch Alkohol, Konservierungsstoffe und Eisen können die Aufnahme beeinträchtigen.

Wie gut der Körper das Magnesium aufnehmen kann, ist zudem davon abhängig, in welcher Form das Magnesium dem Körper angeboten wird. Außerdem bestimmt die aufgenommene Menge die Wirkung. Eine Form, die gut vom Körper aufgenommen wird, ist Magnesiumzitrat. Das billigste Magnesiumsalz, das Magnesiumoxid, wird vom Körper deutlich schlechter aufgenommen.

Gesteigert wird die Aufnahme durch Laktose (Milchzucker) und wahrscheinlich auch noch durch andere Kohlenhydrate, die die Fermentation stimulieren.

Hingegen können einige Arzneimittel die Aufnahme von Magnesium hemmen oder die Ausscheidung fördern. Dazu zählen u. a. Abführmittel, Entwässerungsmittel (bei Bluthochdruck), Antibiotika und Mittel gegen Allergien.

GUTE KOMBINATION Aus ernährungsmedizinischer Sicht ist die Kombination von Magnesium und Kalzium sinnvoll. Beide Minerale ergänzen sich bei vielen Erkrankungen. Besonders sinnvoll ist die Kombination für Asthmatiker, Patienten mit Bluthochdruck, Sportler und ältere Personen, insbesondere bei eingeschränkter Nierenfunktion.

Natrium

Natrium ist das wichtigste lösliche Kation (positiv geladenes Ion) in der Flüssigkeit außerhalb der Zellen. Es ist wichtig für die Nervenleitfähigkeit, den Herzrhythmus und die Muskelarbeit. Die größte Bedeutung hat Natrium bei der Regulation des Wasserhaushaltes. Eine Anreicherung von Natrium im Gewebe führt zu Ödemen und Blutdruckanstieg. Geregelt wird die Natriumkonzentration vom Hormon Aldosteron. Das häufigste Gegenanion (negativ geladenes Ion) des Natrium ist Chlorid – Natriumchlorid ist die chemische Formel des Kochsalzes. Die Chloridkonzentration im Blutserum beträgt bei Erwachsenen zwischen 98 und 107 mmol/l, bei Kindern kann sie zwischen 95 und 112 mmol/l schwanken.

Alter	(mg/Tag)
0 bis unter 4 Monate	100
4 bis unter 12 Monate	180
1 bis unter 4 Jahre	300
4 bis unter 7 Jahre	410
7 bis unter 10 Jahre	460
10 bis unter 13 Jahre	510
13 bis unter 15 Jahre	550
Jugendliche und Erwachsene	550

Ernährungsempfehlungen des DEG, 1 mmol Natrium entspricht 23,0 mg

Wie viel?

Blutserum

▶ 135–145 mmol/l

Tagesausscheidung im Urin

▶ 40–220 mmol/Tag

Natrium und Bluthochdruck?

Häufig wird eine zu hohe Natriumzufuhr für die Entstehung von Bluthochdruck verantwortlich gemacht.

Zahlreiche Studien belegen, dass nur die Kombination aus Natrium und Chlorid einen Einfluss auf bestimmte Blutdruckerkrankungen hat. Nicht das Ion Natrium allein ist für eine Wassereinlagerung und eine Blutdrucksteigerung verantwortlich, sondern die Kombination von Natriumion mit dem Chloridion, also als Natriumchlorid.

Umgang mit Kochsalz

Die tägliche Aufnahme von Kochsalz wird in Deutschland durchschnittlich auf 9 bis 12 Gramm pro Tag geschätzt. Der Körper benötigt allerdings nur 2 bis 3 Gramm. Vor allem für Menschen mit hohem Blutdruck gilt daher die Empfehlung nicht mehr als 5 bis 6 Gramm Kochsalz über die Nahrung aufzunehmen. Seit Dezember 2016 ist es in Europa verpflichtend auf Lebensmitteln den Kochsalzgehalt anzugeben. Auch wenn er sehr klein gedruckt ist, kann er hilfreich sein, die Menge über den Tag hinweg einzuschätzen.

Hilfe

Register

5., aktualisierte Auflage
© 2020 Stiftung Warentest, Berlin

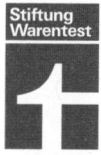

Stiftung Warentest
Lützowplatz 11–13
10785 Berlin
Telefon 0 30/26 31–0
Fax 0 30/26 31–25 25
www.test.de
email@stiftung-warentest.de

USt-IdNr.: DE136725570

Vorstand: Hubertus Primus
Weitere Mitglieder der Geschäftsleitung:
Dr. Holger Brackemann, Daniel Gläser

Programmleitung: Niclas Dewitz

Autor: Matthias Bastigkeit
Projektleitung/Lektorat: Niclas Dewitz, Christiane Hefendehl

Mitarbeit: Florian Ringwald, Karsten Treber, Merit Niemeitz
Korrektorat: Hartmut Schönfuß
Fachliche Unterstützung:
Prof. Dr. Peter B. Luppa, München
Titelentwurf: Josephine Rank, Berlin
Layout: Büro Brendel, Berlin
Grafik, Satz: Schimmelpennick.Gestaltung, Berlin

Produktion: Vera Göring
Verlagsherstellung: Rita Brosius (Ltg.), Romy Alig, Susanne Beeh
Litho: tiff.any, Berlin
Druck: brandenburgische universitätsdruckerei, potsdam

ISBN: 978-3-7471-0273-2

Wir haben für dieses Buch 100 % Recyclingpapier und mineralölfreie Druckfarben verwendet. Stiftung Warentest druckt ausschließlich in Deutschland, weil hier hohe Umweltstandards gelten und kurze Transportwege für geringe CO_2-Emissionen sorgen. Auch die Weiterverarbeitung erfolgt ausschließlich in Deutschland.